W0058190

ullstein

Das Buch

Niemand sitzt häufiger im Wartezimmer, schluckt mehr Medikamente und wird öfter operiert als wir Deutschen. Aber sind all die kostspieligen Behandlungen, Pillen und Operationen tatsächlich nötig? Bedeutet mehr Medizin wirklich mehr Gesundheit?

Dr. Johannes Wimmer und Professor Dr. Robin Haring klären darüber auf, wie viel Medizin wirklich notwendig ist und worauf man getrost verzichten kann: Auch Gesundheitsmuffel können glücklich alt werden.

Die Autoren

Dr. Johannes Wimmer ist als Experte in Print und TV gefragt. Im NDR gibt er in der Sendung »Visite« Tipps zum Thema Gesundheit und moderiert seit 2016 mit »Dr. Wimmer – Wissen ist die beste Medizin« sein eigenes Format. Er lebt mit seiner Familie in Hamburg.
www.doktor-johannes.de

Professor Dr. Robin Haring ist habilitierter Demograph und Epidemiologe. Er lehrt und forscht aktiv zu den Themen »Gesundes Altern« und »Digitalisierung im Gesundheitswesen« an der EUFH Rostock und der Monash University Melbourne.
www.robinharing.com

Dr. med. Johannes Wimmer
Prof. Dr. habil. Robin Haring

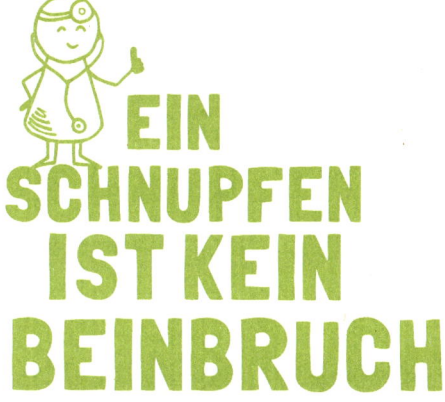

EIN SCHNUPFEN IST KEIN BEINBRUCH

Warum weniger Medizin oft gesünder ist

Ullstein

Besuchen Sie uns im Internet:
www.ullstein-taschenbuch.de

Wichtiger Hinweis
Dieses Buch kann Ihnen helfen, gezieltere Fragen zu Ihrer Erkrankung
bzw. Behandlung zu stellen, aber es kann und darf den Arztbesuch nicht
ersetzen. Die Ratschläge in diesem Buch sind von den Autoren und dem
Verlag sorgfältig erwogen und geprüft. Sie bieten jedoch keinen Ersatz
für kompetenten medizinischen Rat. Jeder Leser ist für sein eigenes
Handeln selbst verantwortlich. Alle Angaben in diesem Buch erfolgen
daher ohne jegliche Gewährleistung oder Garantie seitens des Verlages
oder der Autoren. Eine Haftung der Autoren bzw. des Verlages und seiner Beauftragten für Personen-, Sach- und Vermögensschäden ist aus-
geschlossen. Zum Schutz von Personen wurden Namen verändert und
Handlungen, Ereignisse und Situationen abgewandelt. Suchen Sie deshalb bei konkreten gesundheitlichen Beschwerden immer Ihren Hausarzt oder einen Facharzt auf, und bereiten Sie den Arztbesuch gut vor.

Sprachregelung
Zur Vereinfachung beim Schreiben und Lesen wird immer die männ-
liche Form verwendet: *der* Patient, *der* Arzt usw. Dieser Artikel gilt als
allgemeiner Gattungsbegriff und schließt weibliche Personen automatisch mit ein.

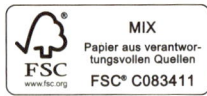

Originalausgabe im Ullstein Taschenbuch
1. Auflage Januar 2018
© Ullstein Buchverlage GmbH, Berlin 2018
Umschlaggestaltung: zero-media.net, München
Titelabbildung: © FinePic®, München
Autorenfoto: © Dr. Johannes Wimmer
Illustrationen im Innenteil: Melanie Hauke
Satz: KompetenzCenter, Mönchengladbach
Gesetzt aus der Fairfield light
Druck und Bindearbeiten: CPI books GmbH, Leck
ISBN 978-3-548-37712-4

Inhalt

Endlich Weltmeister

Wir Deutsche sind Arzt-Weltmeister. Niemand sitzt häufiger im Wartezimmer, schluckt mehr Medikamente, wird öfters geröntgt oder operiert. Aber leben wir deshalb gesünder, oder sogar länger? Finden wir es heraus …

Immer mehr Menschen zweifeln, ob all die Vorsorgeuntersuchungen, Gesundheitschecks, Screenings, Medikamente und Operationen tatsächlich notwendig sind. Hüftersatz mit 92 Jahren? Wirbelsäulen-OP mit 38? Dreifacher Bypass und Magenverkleinerung für adipöse Kettenraucher? Es gibt viele Beispiele für unnötige, teure und riskante medizinische Behandlungen. Aber brauchen wir wirklich so viel Medizin, oder geht es nicht auch anders?

Klar ist es toll, dass Deutschland eines der weltweit leistungsfähigsten Gesundheitssysteme bereitstellt. Täglich fließt fast eine Milliarde Euro in das deutsche Gesundheitswesen – noch einmal ganz langsam zum Verdauen: Jeden Tag geben wir fast 1.000.000.000 Euro für Medizin aus – für Medikamente, Operationen, Therapien, Krankenhäuser und Ärzte – eine Milliarde Euro – *jeden* Tag! Nur leider bedeutet mehr Medizin nicht automatisch mehr Gesundheit. Denn die größte Sorge im deutschen Gesundheitssystem ist in den letzten Jahren der deutliche Anstieg von Diagnosen, Therapien und Operationen, die nicht medizinisch begründet, falsch oder überflüssig sind. Es sind also nicht primär medizinische Gründe, die die Steigerung der Fallzahlen erklären. In der Fachsprache des Sachverständigenrats, dem höchsten Gremium im Gesundheitssystem, ist zwar von »nicht indikations- und situationsbezogenen medizinischen Leistungen« die Rede, gemeint ist aber letztlich genau das: zu viel unnötige Medizin.

Die meisten Rückenoperationen sind überflüssig? Knie-operationen bringen überhaupt nichts? Und wir sind gar nicht gesünder am Herz, obwohl Deutschland europaweit die meisten Patienten mit Herzkathetern behandelt? Unnötige Medizin scheint aber nicht nur weit verbreitet und teuer, sondern auch gefährlich zu sein. Denn mehr Medizin bedeutet, dass auch mehr schiefgehen kann. So gehören medizinische Behandlungsfehler in den USA in-zwischen zur dritthäufigsten Todesursache. Vor diesem Hintergrund werden die Themen »Überversorgung« und »Fehlversorgung« auch hierzulande immer stärker disku-tiert. Dennoch kennt jeder von uns in der Familie, im Freundeskreis oder unter Kollegen einen Menschen, der dank moderner medizinischer Behandlung entweder überhaupt noch am Leben ist oder viele weitere wunder-volle Jahre erleben durfte, weil das richtige Medikament, die korrekte Diagnose oder die notwendige Operation zum richtigen Zeitpunkt kamen.

Vor diesem Hintergrund ist viel Verwirrung entstanden, welche Medizin wirklich notwendig ist und worauf Sie ohne Sorge verzichten können. Gesundheit gilt ja schließlich als unser höchstes Gut. Aber sind wir mal ganz ehrlich: Oft erkennen wir das erst in dem Moment, in dem wir eben nicht gesund sind, mit Durchfall auf dem Häusl sitzen, fiebrig im Bett liegen oder der Herzinfarkt nach vielen Jahren des ungesunden Lebens dann doch zuschlägt. Trotzdem wird in Umfragen kein anderer Lebensaspekt als wichtiger eingestuft – ohne Gesundheit ist alles nichts. Unsere Suche nach Gesundheit ist jedoch geprägt von falschen Hoffnungen, folgenreichen Entscheidungen und herben Enttäuschungen. Denn leider hat sich die Versorgungssituation inzwischen verdreht – wer sich nicht wehrt, bekommt mehr Medizin als nötig. Aber auf wie viel Medizin kann ich verzichten und lebe trotzdem genauso lange wie alle anderen?

In diesem Buch möchten wir Ihnen aus unserer ärztlichen und wissenschaftlichen Erfahrung heraus Hinweise geben, welche Medizin unnötig ist und wie hoch Ihre Chance ist, auch als Gesundheitsmuffel glücklich und alt zu werden. Damit möchten wir Sie vor unnötiger und gefährlicher Medizin schützen. Kurz gesagt: Sie halten das gesündeste Buch der Welt in Ihren Händen!

Früher war alles einfacher – sogar krank sein

Wir werden immer älter. Das ist schön. Weniger schön sind jedoch die Erkrankungen, die mit dem Älterwerden einhergehen. Diabetes, Herzschwäche, Bluthochdruck, Osteoporose … Weil uns diese Erkrankungen oftmals lebenslang begleiten, werden sie als chronisch bezeichnet. Bei mehreren chronischen Erkrankungen sprechen Mediziner von Multimorbidität. Hinter diesem Fachbegriff steckt die größte Revolution der jüngeren Medizingeschichte, der Wandel der Krankheitsursachen von »akut« zu »chronisch«. Wer erinnert sich heute schon noch daran, dass man früher zum Arzt ging und sich danach gesünder fühlte als vorher? Heute geht man als Chroniker aus der Praxis und fühlt sich höchstens besser untersucht. Waren nämlich akute Erkrankungen wie Cholera oder Tuberkulose bis vor wenigen Jahrzehnten die Ursache der meisten Krankheits- und Todesfälle, gehören diese dank steigendem gesellschaftlichen Wohlstand und dramatisch verbesserten Lebensbedingungen inzwischen eher zur Ausnahme. Heute wird das Krankheitsgeschehen hingegen durch chronische Erkrankungen dominiert. In Europa sind sie bereits für zwei Drittel aller Krankheits- und Todesfälle verantwortlich – Tendenz steigend.

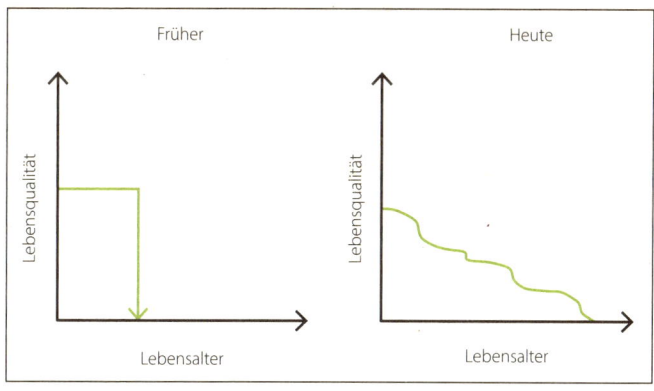

Dank verbesserter Lebensbedingungen leben wir heute länger, obwohl chronische Erkrankungen zunehmen.

»Chronisch« bedeutet, dass die Erkrankung dauerhaft ist. Zu den häufigsten chronischen Erkrankungen gehören Diabetes, Krankheiten des Herz-Kreislauf-Systems, der Atemwege, des Bewegungsapparates und natürlich Krebs, der inzwischen in vielen Ländern Herz-Kreislauf-Erkrankungen als Todesursache Nummer eins verdrängt hat. Diese chronischen Erkrankungen können ganze Lebensphasen beeinflussen, weil Verlaufsdauern von mehreren Jahrzehnten heute keine Ausnahme mehr sind. Damit bleiben weder der Alltag noch das soziale Umfeld oder die Persönlichkeit des Patienten von der Erkrankung unberührt.

Zwar heißt es bei Horst Schlämmer (alias Hape Kerkeling) gewollt launig: »Schätzelein, isch hab Rücken«, aber im Kern trifft es den Anpassungsprozess chronisch Erkrankter sehr gut. Denn anders als bei den früher verbreiteten akuten Infektionserkrankungen, mit ihrer klaren zeitlichen Abgrenzung zwischen »gesund« und »krank«, ist die Rolle als chronisch Erkrankter heute zeitlich unbefristet, also quasi eine Dauerkarte. Es gilt: Einmal Patient – immer Patient. Diese dauerhafte Krankenrolle ist aber leider auch sehr viel anspruchsvoller geworden. Sie verlangt dem Erkrankten mehr ab, als nur zum Arzt zu gehen, ärztliche Anweisungen zu befolgen und mit der Genesung schließlich wieder aus der Patientenrolle entlassen zu werden. Als Dauerpatient besteht die Aufgabe chronisch Erkrankter darin, oftmals über Jahrzehnte hinweg, einen unumkehrbaren und wechselhaften Prozess von krisenhaften, stabilen und instabilen Phasen zu beobachten, zu steuern und zu managen. Leider übersteigen diese dauerhaften Anforderungen an die Selbstbeobachtung, die Selbststeuerung und das Selbstmanagement häufig die vorhandenen Kompetenzen um ein Vielfaches. Obendrein verändern sich die Anforderungen im Verlauf der Erkrankung immer wieder. Deshalb müssen ständig neue Bewältigungsstrategien entwickelt werden.

Erschwerend kommt hinzu, dass zweifelsfreie Ursachen chronischer Erkrankungen medizinisch sehr schwer feststellbar sind. Zwar handelt es sich vom Namen her »nur« um eine Erkrankung (z. B. Herzinsuffizienz oder Diabetes), aber dahinter verbergen sich unendlich viele mögliche Ursachen. Umwelteinflüsse, soziales Umfeld, psychische Belastungen, Ernährung, familiäre Vorbelastungen, Lebensstil – alles Mögliche oder von allem ein bisschen kann als mögliche Ursache in Frage kommen. Deshalb ist es für den Arzt oft schwierig und unbefriedigend, *eine* behandelbare Ursache chronischer Erkrankungen festzustellen.

Allein mit medizinischen Mitteln ist chronischen Erkrankungen aufgrund ihrer Dauerhaftigkeit und Komplexität aber sowieso nicht beizukommen – trotz beachtlicher Erfolge in speziellen Teilgebieten. Chronische Erkrankungen erfordern eine langfristige, aufeinander abgestimmte, multiprofessionelle Versorgung durch Ärzte, Therapeuten und Angehörige. Doch häufig fehlt es an Wissen und Kompetenz, um Irrwege, Ärztehopping oder Verwirrung zu vermeiden. Die daraus resultierenden »Patientenkarrieren« sind für viele chronisch Erkrankte überaus belastend. Besonders dem sozialen Umfeld von chronisch Erkrankten, also dem Partner, der Familie oder den pflegenden Angehörigen, wird oft eine enorme Anpassungsleistung abverlangt. Denn schließlich werden die jahrzehntelangen chronischen Verläufe größtenteils außerhalb des Gesundheitssystems bewältigt, nämlich zu Hause, in der »Pflegeagentur Familie«.

Dreimal leben
Sie hoch

Wir sind nicht nur Arzt-Weltmeister. Wir sind auch Europameister! Nein, dieses Mal nicht beim Fußball, sondern beim Altern. Deutschland ist das Land mit den meisten alten Einwohnern in Europa. Auch weltweit sind wir nach Japan die Zweitältesten. Doch wir sind in guter Gesellschaft. Neun der zehn ältesten Länder der Welt sind europäisch. Ein ganzer Kontinent ergraut! Dabei ist immer wieder vom »demographischen Wandel« die Rede. Nur *den* einen demographischen Wandel gibt es gar nicht. Zwar leben seit dem Jahr 2000 mehr über 60-Jährige als unter 20-Jährige in Deutschland, aber abgesehen davon handelt es sich eher um sehr langfristige und mehrschichtige Verschiebungen der Altersstruktur. In Deutschland bedeutet demographischer Wandel nämlich ein *dreifaches Altern* der Bevölkerung. Das heißt:

Die Zahl über 60-Jähriger steigt,
der Anteil Hochaltriger (über 80-Jähriger) nimmt stark zu, und
   durch die geringe Geburtenzahl wird die Bevölkerung insgesamt deutlich älter. Was das praktisch bedeutet, können Sie anhand einer einzigen Zahl ermessen:

Zahl der Glückwunschschreiben zu einem
100. Geburtstag, die der deutsche Bundes-
präsident im Jahr 1965 verschickte: 158

Zahl der Glückwunschschreiben zu einem
100. Geburtstag, die der deutsche Bundes-
präsident im Jahr 2014 verschickte: 6.611

Hinter dieser einen Zahl verbirgt sich die größte Errun-
genschaft der jüngeren Menschheitsgeschichte. In den
letzten 100 Jahren hat sich die Lebenserwartung in
Deutschland und anderen entwickelten Ländern nahezu
verdoppelt. Wer im Jahr 1910 in Deutschland zur Welt
kam, durfte als Junge mit einer durchschnittlichen
Lebenserwartung von 47 Jahren rechnen und als Mäd-
chen mit 51 Jahren. Für heute Geborene sind es hingegen
77 bzw. 82 Jahre. Auch die »ferne Lebenserwartung«, ab
dem Alter von 65 Jahren, hat sich in diesem Zeitraum verdoppelt. So kann heute ein 65-jähriger Mann im Durchschnitt damit rechnen, 17 weitere Jahre zu erleben, und
eine 65-jährige Frau mit 20 weiteren Lebensjahren.

Ein hohes Alter ist also eine recht junge Erscheinung
unserer modernen Zeit und das erfreuliche Ergebnis dramatisch verbesserter Lebensbedingungen. Im Zusammenspiel mit einer leistungsfähigen medizinischen Versorgung
verschiebt sich dadurch die Sterblichkeit systematisch bis
ins hohe Alter. Unsere Lebensverlängerung kam nämlich
dadurch zustande, dass zunächst die Säuglings- und Kin-
dersterblichkeit sank, dann Todesfälle im jungen und

mittleren Alter auf ein Minimum reduziert wurden und nun die Vermeidung von Sterbefällen bei älteren und hochaltrigen Menschen im Vordergrund steht. Im Ergebnis ereignet sich daher heute die Hälfte aller Sterbefälle im Alter von über 82 Jahren.

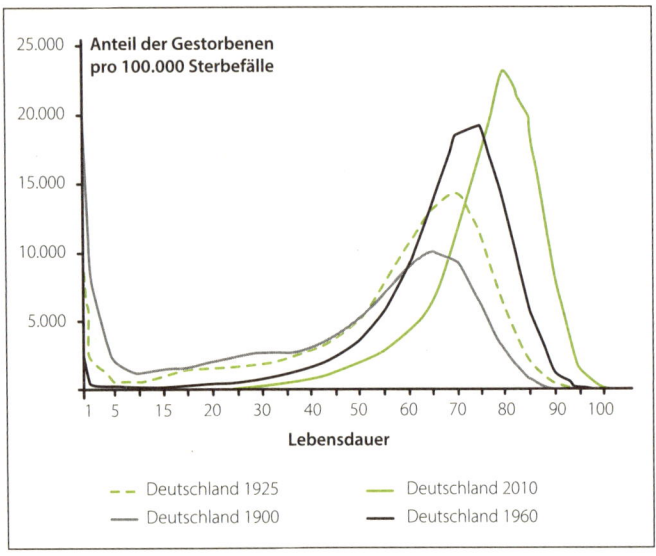

Gestorben wird später: Sterbefälle verschieben sich in immer höhere Altersstufen.*

Aber wie entwickeln sich Gesundheit und Krankheit in einer alternden Bevölkerung? Unverändert bewertet rund die Hälfte der Deutschen ihren Gesundheitszustand seit Jahrzehnten als »gut«. Zusätzlich bezeichnen aber auch

---

* Datenbasis: Statistisches Bundesamt 2015; Human Mortality Database (HMD) 2016.

immer mehr ältere Menschen ihren persönlichen Gesundheitszustand als »gut«. So stieg der Anteil über 60-Jähriger, die sich in guter Gesundheit fühlen, in den letzten 20 Jahren von 23 Prozent auf 30 Prozent. Das könnte dafür sprechen, dass ein längeres Leben für die meisten Menschen mehr gesunde Lebensjahre bedeutet. Tatsächlich ist diese Frage wissenschaftlich aber immer noch nicht geklärt und wird entsprechend stark diskutiert. Die einen behaupten, Älterwerden bedeutet, länger krank zu sein. Die anderen meinen, wir sind länger gesund, weil Krankheiten ins höhere Alter verschoben werden.

Inzwischen hat man sich auf ein »mittleres« Szenario geeinigt und erkannt, dass beide Thesen irgendwie richtig sind und Altern einen unglaublich vielgestaltigen und individuellen Prozess darstellt. Grundlage dieser Einsicht ist die Erkenntnis, dass die allgemeine Lebenserwartung zwar dramatisch gestiegen ist, die dabei gewonnenen Lebensjahre aber ungleich verteilt sind.

Die Wahrscheinlichkeit, gesund zu altern, wird im Laufe des Lebens nämlich durch drei Faktoren beeinflusst: Verhalten, Verhältnis und Versorgung. Diese drei »V« bedeuten, dass Ernährung, Alkohol, Rauchen und Bewegung (Verhalten) ebenso wichtig sind wie Einkommen, Bildung und Beruf (Verhältnisse), als auch der Zugang zu medizinischer Versorgung. Abhängig von den entsprechenden Lebenslagen gibt es folglich Bevölkerungsgruppen, die ein längeres Leben in Gesundheit erreichen, und solche, deren Altern mit vermehrten chronischen Erkrankungen und gesundheitlichen Einschränkungen verbunden ist.

Dieses Wissen zur Entwicklung von Gesundheit und Krankheit alternder Bevölkerungen stammt aus Studien wie dem Deutschen Alterssurvey, der einen deutlichen Anstieg chronischer Erkrankungen mit steigendem Alter belegt.

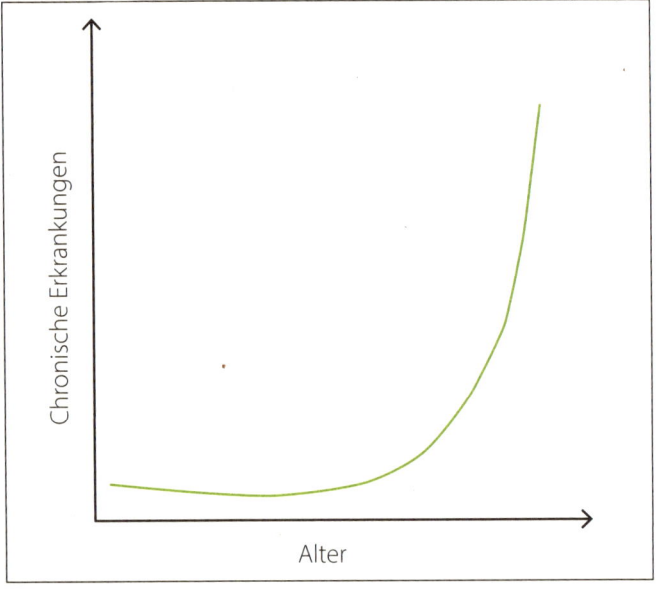

Im Alter häufen sich chronische Erkrankungen.

Zum Beispiel berichten 50 Prozent der unter 65-Jährigen, keine bzw. nur eine chronische Erkrankung zu haben, während dies nur noch für 25 Prozent der über 65-Jährigen gilt. Die Lebensphase »Alter« bedeutet also offensichtlich, anfälliger für körperliche und geistige Einschränkungen zu werden. Aber deshalb ist Altern noch längst nicht gleichbedeutend mit Krankheit, Verfall und Tod. Wissenschaftler beobachten eine Verjüngung des Alters in dem Sinne, dass ältere Menschen heute körperlich und geistig fitter sind als vorherige Generationen desselben Alters.[1]

**Gesundheit in Deutschland[2] –
wussten Sie schon, dass**

- wir für Gesundheit pro Kopf jährlich über 4.000 Euro ausgeben?
- drei Viertel der Bevölkerung Nichtraucher sind?
- jeder zweite Deutsche übergewichtig ist?
- die durchschnittliche Aufenthaltsdauer im Krankenhaus immer kürzer wird?
- der *zweithäufigste* Grund für einen stationären Krankenhausaufenthalt alkoholbedingte psychische Störungen und Verhaltensstörungen sind?
- Krebspatienten im Durchschnitt mit 73 Jahren versterben?
- 7 von 10 Pflegebedürftigen zu Hause versorgt werden?

Jeder altert anders

Wenn wir »alt« hören, denken wir an Hörgeräte, Kukident-3-Phasen-Reiniger, Hackenporsche und Hornbrille. Typische Merkmale des Alterns eben. Tatsächlich wird Altern gesellschaftlich selten positiv dargestellt, sondern eher als passiv, hinfällig und abhängig beschrieben. Begriffe wie »Rentnerschwemme«, »Pflegewelle« oder »sozialverträgliches Frühableben« (Unwort des Jahres 1998) prägen die öffentliche Diskussion. Nur selten ist von aktiven, gesunden und engagierten Senioren die Rede. Aber wann ist man eigentlich alt? Was bedeutet »Altern« überhaupt?

Wir beschreiben Altern als einen Prozess. Er beginnt mit der Geburt und endet mit dem Tod. Dabei werden vielfältigste körperliche, psychische und soziale Veränderungen erlebt und durchlebt. Hochwasserhosen, Dreitagebart, Falten im Gesicht und Gehhilfen sind dabei aber nur die *äußeren* Anzeichen von Körperwachstum, Fortpflanzungsreife und Seniorität. Die *inneren*, biologischen Vorgänge des Alterns sind hingegen nicht sichtbar und laufen auch weniger vorhersehbar ab. Rückenschmerz, Depression oder Diabetes treten mit zunehmendem Alter rein statistisch zwar gehäuft auf, sind in ihrer Entstehung aber nur lose an das Lebensalter gebunden. Diese Unterschiedlichkeit im Erleben des eigenen Alterns, auch als

Variabilität bezeichnet, ist aber kein Zufall, sondern wird ganz wesentlich durch den persönlichen Lebensstil beeinflusst. Während des gesamten Lebensverlaufs sammeln wir unterschiedlichste Einflüsse aus dem sozialen Umfeld, der Arbeitswelt, der natürlichen Umwelt und dem individuellen Gesundheitsverhalten. Diese prägen spätere Krankheitsrisiken und begründen gesundheitliche Unterschiede im Alter. Damit kommt die Rechnung auch beim Thema »gesundes Altern« zum Schluss, und gelebtes Leben spiegelt sich in Unterschieden der Lebenserwartung oder der Anzahl chronischer Erkrankungen wider.

Deshalb sind starre Altersgrenzen nur die halbe Wahrheit. Tatsächlich ist das, was wir »alt« nennen, vielmehr das Produkt von sozialen bzw. kulturellen Bedingungen und daher veränderlich. Im Nachlass des berühmten Philosophen Immanuel Kant befindet sich zum Beispiel ein an ihn gerichteter Brief mit folgender Anrede: »Werter Greis«. Der Brief wurde im Jahr 1774 geschrieben. Da war Kant 50 Jahre alt.

Wir sehen, dass die Kategorie »alt« weniger festgelegt und starr definiert ist, als oft angenommen wird. Altern ist mehr als nur die Anzahl der Kerzen auf der Geburtstagstorte. Denn Altern ist kein Zustand, sondern ein Prozess, der durch die gesellschaftlichen Umstände der jeweiligen Zeit geprägt ist. Aktuell erlebt unsere Langlebigkeitsgesellschaft die Entstehung einer ganz neuen Phase des Alterns, der vierten Altersphase der *älteren Alten* oder *Hochbetagten* mit einem Alter über 85 Jahren. Dieses vierte Lebensalter ist das erfreuliche Resultat der

konstanten Lebenszeitverlängerung moderner Wohlfahrtsgesellschaften. Sie definiert völlig neu, was es bedeutet, »alt« zu sein. Während die weiblichen Figuren in
Balzacs Romanen bereits mit 30 Jahren eine Alterskrise
durchlebten, überrascht die Generation unserer Mütter,
heute 60-jährige Frauen, durch ihre Jugendlichkeit.

Über einen Zeitraum von 200 Jahren betrachtet, befin-
den sich viele alternde Menschen zunehmend in einem
beneidenswerten Gesundheitszustand. Tatsächlich standen die Chancen, bis ins hohe Alter körperlich und men-
tal fit zu sein, niemals besser als heute. Im Schnitt fühlen
sich die 65- bis 85-Jährigen rund zehn Jahre jünger, als
das tatsächliche Alter vorgibt. Der parallel zu beobach-
tende sportlich aktive, mobile und engagierte Lebensstil
innerhalb dieser neuen Altersphase führt dazu, dass wir
tatsächlich immer älter werden, dabei aber leben und
denken wie Jüngere. Es gibt 90-jährige Marathonläufer,
80-jährige Weltumsegler und 70-jährige Erstbesteiger des
Mount Everest. Niemand ist mehr so alt, wie es im Ausweis steht.

Jünger fühlen, als es im Ausweis steht – machen Sie den Test

Während das biographische Alter dem Geburtsdatum in
Ihrem Ausweis entspricht, spiegelt das biologische Alter
den Zustand Ihres Körpers. Weil jeder nur so alt ist, wie er
sich fühlt, passen biographisches und biologisches Alter
nicht immer zusammen. Sie können im Alltag leicht

beobachten, dass einige Menschen viel jünger aussehen, als sie tatsächlich sind, während andere mit 40 Jahren beim Treppensteigen schnaufen wie ein 55-Jähriger.

Vielleicht werden Sie ja auch regelmäßig jünger geschätzt oder fühlen sich jünger, als es Ihr Ausweis verrät? Machen Sie doch einfach online den Test beim AOK Gesundheitsmanager, und ermitteln Sie mit 16 schnellen Fragen, wie sich Ihr Lebensstil auf Ihr biologisches Alter auswirkt. Wie alt sind Sie wirklich?

1. Wie alt sind Sie tatsächlich?
2. Sind Sie männlich oder weiblich?
3. Wie oft frühstücken Sie?
4. Wie oft essen Sie Obst und Gemüse?
5. Wie oft essen Sie Fleisch oder Wurst?
6. Wie hoch ist Ihr Body-Mass-Index?
7. Haben Sie seit dem Alter von 18 Jahren an Gewicht zugenommen?
8. Rauchen Sie?
9. Wie viel Alkohol trinken Sie?
10. Wie viele Stunden schlafen Sie durchschnittlich pro Nacht?
11. Wie oft treiben Sie Sport?
12. Wie leben Sie zurzeit?
13. Wie zufrieden sind Sie mit Ihrem Sexleben?
14. Wie viele einschneidende Erlebnisse (z. B. Todesfall, Scheidung, Umzug) hatten Sie im letzten Jahr?
15. Wie oft haben Sie Kontakt zu Ihren Freunden?
16. Wie alt sind / wurden Ihre Großeltern?

Ohne Ende gesund

Sind wir besessen von Gesundheit? Werbung für Gesundheitsprodukte, Kochshows für gesundes Essen, Gesundheitssendungen im Fernsehen und Smartphone-Apps für ausreichend Bewegung, Entspannung und gesunden Schlaf sind allgegenwärtig. Das Top-Thema auf allen Kanälen unserer Wohlfühlkultur ist Gesundheit. Als Querschnittsthema durchzieht es alle Lebensbereiche: von Freizeit, Wohnen, Familie und Arbeit bis hin zur Ernährung, Kleidung und Kosmetika. Als Fachbegriff hat »Gesundheit« inzwischen den engen Rahmen der Medizin verlassen und als eine Art generalisierte Weltformel alle gesellschaftlichen Bereiche durchdrungen.

Mit diesem allgemeinen Gesundheitsboom ist die Medizin in der Mitte der Gesellschaft angekommen. Der Gesundheitsmarkt ist ein Massenmarkt. Ehemals exklusiv für kranke Menschen bestimmte Produkte, Prozeduren und Professionen stehen heute potentiell jedem Mann und jeder Frau zur Verfügung. Während sich die Medizin im 19. Jahrhundert wissenschaftlich vertiefte und im 20. Jahrhundert immer leistungsfähiger wurde, erleben wir nun im 21. Jahrhundert eine bunte Mischung aus Verwissenschaftlichung und Vermarktung der Medizin. Dieser Fortschritt hat jedoch einen Haken: Je mehr uns

das Thema »Gesundheit« beherrscht, desto unbrauch-
barer wird das ganze Konzept. Wenn nämlich im Namen
der Gesundheit plötzlich alles ganz wichtig wird, ist am
Ende nichts mehr wichtig. Wir verlieren die Orientierung.
Um doch irgendwie den Überblick zu behalten, konsumieren wir schließlich ganz viele Gesundheitsinformationen. Neben den »Klassikern« Fernsehen (220 Minuten
täglich) und Radio (187 Minuten täglich) rangiert daher
als Neueinsteiger auf Platz 3 – das Internet. Zwischen
den Jahren 2000 und 2014 stieg die durchschnittliche
Internetnutzung rasend schnell von nur 13 Minuten täglich auf inzwischen satte 166 Minuten.[3]

Dieser deutliche Anstieg der Internetnutzung hängt
auch mit unserem gestiegenen Interesse für Gesundheitsinformationen zusammen. Inzwischen nutzen fast drei
Viertel der Deutschen das Internet als Quelle für Gesundheitsinformationen. Dabei hält sich das hartnäckige
Vorurteil, wer besonders viele Gesundheitssendungen im
Fernsehen anschaut oder Online-Einträge in Gesund-
heitsforen liest, würde automatisch gesünder leben.
Stimmt leider nicht! Im Gegenteil, oft macht die Medien-
nutzung selbst krank. Schlafstörungen, Kurzsichtigkeit
und der vielbeschriebene Handynacken häufen sich auffallend. Hinzu kommt, dass *mehr* Gesundheitsinformationen nicht automatisch zuversichtlicher, kompetenter
und sicherer im Umgang mit der eigenen Gesundheit
machen, sondern eher ängstlicher. Was in den Medien
unter »Gesundheit« läuft, hat nämlich nur selten etwas
mit Gesundheit zu tun. Durch die exzessive Berichterstat-
tung über SARS, die Rinderseuche oder Ebola wird die

Wahrnehmung von Krankheitsrisiken, trotz vergleichsweise wenigen Sterbefällen, stark verzerrt. Hingegen schaffen die »kleinen Sünden des Alltags«, wie zum Beispiel Bewegungsmangel, Rauchen oder Feinstaub, mit hohen Krankheits- und Sterberisiken selten den Sprung in die Abendnachrichten. Letztlich folgen Gesundheitsthemen damit derselben Medienlogik wie andere Gesellschaftsbereiche auch: Spannend ist, was überrascht, schockiert und betroffen macht. Das ist aber nicht der übergewichtige Diabetiker aus dem Nachbarhaus, sondern der an Ebola erkrankte Zentralafrika-Tourist auf der tropenmedizinischen Quarantänestation im Klinikum Duisburg-Essen.

Am Ende entsteht durch die Flut an Gesundheitsprodukten und -informationen häufig der Eindruck, ganz viel für die eigene Gesundheit zu tun. Probiotischer Joghurt, Gesundheitschecks, Smoothies und Nordic Walking – alles im Namen der Gesundheit. Aber wenn wir genau hinschauen, ist die Lücke zwischen Wunsch und Realität doch recht groß. Unsere alltägliche Zeitverwendung hat laut repräsentativen Studien nur selten direkt mit Gesundheit zu tun. Fast lückenlos füllen Schlafen, Essen, Arbeiten und Ausruhen die 24 Stunden unseres Alltags. So stehen wir oftmals vor dem Dilemma, bestens über einen gesunden Lebensstil informiert zu sein, aber trotzdem selten Zeit dafür zu haben.

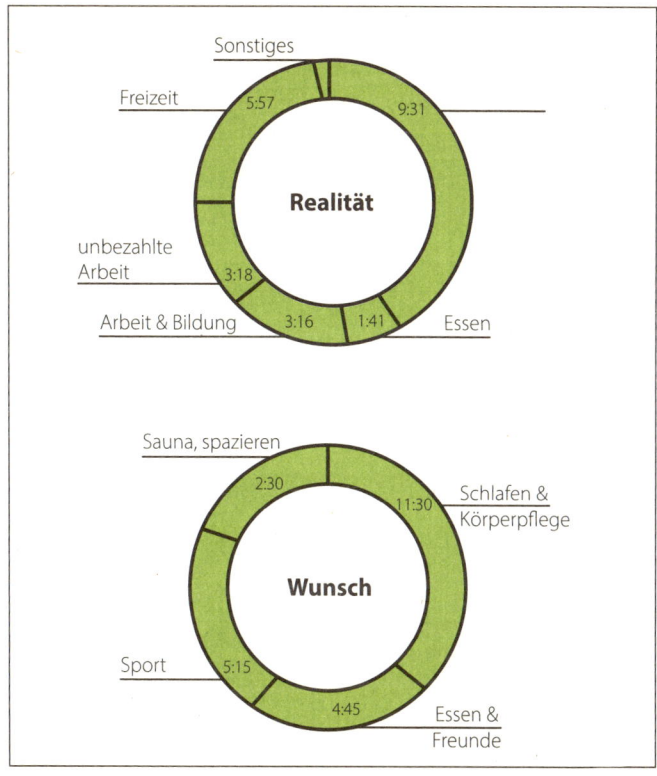

Ob Jung oder Alt, Männer oder Frauen, Erwerbstätige oder Arbeitslose, Werktag oder Wochenende – an einem durchschnittlichen Tag verbringen wir fast die Hälfte des Tages mit Schlafen, Essen und Körperpflege.[*]

[*] Datenreport 2016. BPB, S. 362; befragt wurden etwa 5.000 Haushalte mit rund 11.000 Personen ab zehn Jahren

Was heißt schon gesund?

Wenn wir über Gesundheit und Krankheit sprechen, geht es zunächst allen gleich. Am Anfang steht immer das Bedürfnis, Empfindungen, körperliche Beschwerden oder Schmerzen ursächlich zu erklären. Das Herz schlägt bis zum Hals? *Alles okay, schließlich bin ich gerade zur Straßenbahn gerannt.* Drückender Kopfschmerz nach einem langen Bürotag ohne Pausen? *Bestimmt kein Gehirntumor.* Ohrensausen oder Tinnitus? *Beim Konzert letztes Wochenende stand ich wieder in der ersten Reihe.*

Ohne dass wir es bemerken, schreiben wir allen Ereignissen unbewusst Ursachen zu, die uns beruhigen und die Welt erklärbar machen, besonders wenn wir krank sind. Dann müssen die wildesten körperlichen, psychischen, sozialen, umweltbezogenen oder genetischen Faktoren als Erklärung für unser Leiden herhalten. Der Klassiker sind Kopfschmerzen, vor allem unter jungen Erwachsenen. Dazu habe ich von meinen Patienten schon alles gehört: Funkmasten, Gehirnkrebs, Prüfungsangst, Beziehungsstress, Wasserentzug oder Hormone im Trinkwasser. Nicht anders ist es bei Rückenschmerzen, Bluthochdruck, Herz-Kreislauf-Problemen, Krebs oder Depressionen. Das Bild, das sich Betroffene von den Ursachen, dem Verlauf, der Dauer und den Folgen ihrer Erkrankung machen, ist so individuell wie der Patient selbst. Trotzdem gilt für uns alle: Wer krank ist, möchte eine Erklärung haben.

Für die medizinische Behandlung spielt die Bedeutung, die der einzelne Patient seinen Beschwerden zuschreibt, eine wesentliche Rolle. Denn diese »nicht-professionellen« Vorstellungen von Gesundheit und Krankheit beeinflussen nicht nur persönliche Strategien im Umgang mit der Erkrankung, sondern auch deren Bewältigung im Alltag. Also teilen Sie sich ruhig mit, wenn es um Ihre Lebenssituation geht, Erwartungen an die Behandlung oder Ängste bzw. Zweifel. Es kann Ihnen und Ihrem Arzt nur helfen, gemeinsam die beste Behandlung für Sie zu finden. Denn im langfristigen Verlauf einer chronischen Erkrankung durchläuft jeder Einzelne im Erleben, Bewältigen und Definieren seiner Krankenrolle ein Wechselbad der Gefühle. Die folgende Abbildung zeigt deutlich die vielen Facetten chronischer Erkrankungen.

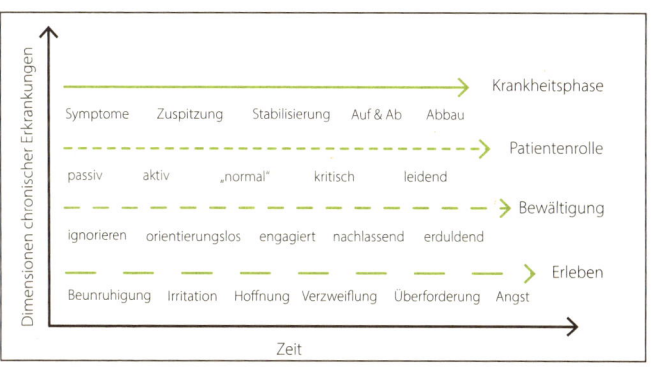

Chronische Erkrankungen werden auf vielen unterschiedlichen Ebenen erlebt.

Unser Umgang mit Gesundheit und Krankheit ist also eine zutiefst persönliche Angelegenheit. Jeder versteht darunter etwas anderes. Trotzdem zeigen Studien, dass positive Begriffe bei der Beschreibung von Gesundheit überwiegen und teilweise weit über das rein körperliche Wohlbefinden hinausgehen. Häufig benutzte Begriffe sind: innere Kraft und Stärke, Ausgeglichenheit, Zufriedenheit und Lebensfreude. Als neuer Begriff ist zunehmend auch von *gesundzufrieden* die Rede, um zu beschreiben, dass Gesundheit mehr ist als nur körperliche Funktionsfähigkeit. Dabei wird Gesundheit durchaus als ein dynamischer Prozess verstanden, der über den Lebensverlauf mit vielfältigen Veränderungen einhergeht. Das war nicht immer so. Seitens der Wissenschaft wurde Gesundheit lange Zeit negativ, nur als Abwesenheit von Krankheit, definiert. Inzwischen gilt jedoch die positive Formulierung der Weltgesundheitsorganisation WHO als anerkannte Gesundheitsdefinition: »Gesundheit als vollständiges körperliches, psychisches und soziales Wohlbefinden«. Auch wenn diese Definition recht anspruchsvoll ist (wer fühlt sich schon *vollständig körperlich, psychisch und sozial wohl*), ist es die Definition von Gesundheit, auf die wir uns in den letzten Jahrzehnten einigen konnten.

Den Grund für diesen Wandel unseres Verständnisses von Gesundheit kennen Sie schon. Denn natürlich verändert sich in einer Langlebigkeitsgesellschaft auch der Umgang mit Krankheit. Im althergebrachten Medizinbetrieb spielte das soziale Leben und Erleben des Patienten keine Rolle. Es war schlichtweg egal, wie der einzelne

Patient lebt, welche Wünsche und Erwartungen er an die Behandlung hat oder inwiefern er die Behandlungsentscheidung des Arztes unterstützt. Als Krankheit vor 150 Jahren zum Fokus der Medizin wurde, lag die durchschnittliche Lebenserwartung bei knapp 40 Jahren, und akute Infektionserkrankungen waren der Hauptgrund medizinischer Behandlungen. Heute beträgt die durchschnittliche Lebenserwartung aber über 80 Jahre, und Patienten mit chronischen Erkrankungen bzw. unklaren Symptomen füllen Wartezimmer und Kliniken.

Im Jahr 2018 präsentiert ein »typischer« Patient durchschnittlich vier verschiedene Erkrankungen, sieben verschiedene Medikamente und mehrere weitere unklare Beschwerden und Symptome. Diese Gemengelage verändert auch die Medizin. Es kann gar nicht mehr darum gehen, dass Ihr Arzt nach der *einen* Krankheitsursache sucht. Aufgrund der genannten Verschiebungen verliert der herkömmliche Fokus auf eine standardisierte Diagnose und Behandlung einzelner Erkrankungen zunehmend an Bedeutung.[4]

Im sogenannten bio-psycho-sozialen Ansatz wird all das berücksichtigt. Es ist der Versuch, das Zusammenspiel aus Lebensstil, Biologie, Psychologie, sozialem Umfeld und Patientenwünschen in den Mittelpunkt der medizinischen Ausbildung, Praxis und Forschung zu stellen. Dabei stehen drei Fragen im Vordergrund:

- Welchen Effekt hat eine bestimmte Behandlung auf die körperliche, mentale und soziale Verfassung bzw. Umwelt des Patienten?

- Welches Behandlungsergebnis ist dem Patienten am wichtigsten? Länger leben, besser leben oder beides?
- Welche sozialen Umstände könnten den Behandlungserfolg bzw. die Genesung behindern?

Auch wenn die Publikation des bio-psycho-sozialen Modells im renommierten Wissenschaftsjournal *Science* schon über 40 Jahre zurückliegt[5], ist es deshalb nicht weniger aktuell. Noch heute höre ich Medizinstudenten häufig sagen: ich lerne Krankheiten zu behandeln, aber keine Menschen. Es gibt noch so viel zu tun ...

Wann ist zu viel Medizin zu viel?

Das zurückliegende Jahrhundert wird oft als *das Jahrhundert der Medizin* bezeichnet. Neue diagnostische und therapeutische Möglichkeiten haben das Leben sehr vieler, vor allem schwerkranker Menschen, deutlich verbessert. Dieser ungeahnte und beispiellose medizinische Fortschritt gehört ohne Zweifel zu den großen Errungenschaften unserer Zeit.

Inzwischen gibt es jedoch auch Situationen, in denen die vielfältigen Möglichkeiten der Hochleistungsmedizin zum Nachteil werden können. Wenn medizinische, therapeutische oder pflegerische Maßnahmen sinnlos oder unzumutbar sind, dann ist mehr Medizin nicht immer gleichbedeutend mit einer Verbesserung der Situation. Der Begriff »Überversorgung« ist der Versuch, dieser Situation einen Namen zu geben. Ganz allgemein beschreibt Überversorgung medizinische Leistungen, also Untersuchungen und Behandlungen, die ein Arzt an seinem Patienten durchführt, ohne dass diese zur Erreichung des angestrebten Therapieziels beitragen. Gemeint sind damit also nutzlose, ineffektive oder aussichtslose medizinische Therapien für Krankheiten, die keine Symptome auslösen oder nicht zum Tod führen.

Das bekannteste Beispiel für Überversorgung sind unnötige Behandlungen mit Antibiotika. Rund ein Drittel der Einnahmen sind fragwürdig: Antibiotika bei Schnupfen? Antibiotika bei Ohrenschmerzen? Antibiotika bei Bronchitis? Da auch Antibiotika Nebenwirkungen haben können, die wiederum weitere Versorgungskosten verursachen, sollte deren Einsatz stets abgewogen werden. Es gibt immer wieder Berichte von Ärzten, die ihren Patienten Antibiotika verschreiben, obwohl sie wissen, dass der Patient gar keine bakterielle Entzündung hat, gegen die das Antibiotikum wirken kann, sondern zum Beispiel einen viralen Infekt. Manche Ärzte befürchten aber, dass Patienten unzufrieden sind, wenn sie ohne Rezept die Sprechstunde verlassen, und sich vielleicht online in einem Bewertungsportal negativ äußern. Da greift der Arzt doch lieber zum Rezeptblock.

Viele Patienten wissen einfach aber auch nicht, wann ein Antibiotikum sinnvoll ist. Sie möchten ein Rezept für ein Medikament, um schnell wieder fit zu werden. Das ist die eine Seite. Auf der anderen Seite sitzt aber ein Arzt, der dem Patienten die Nutzlosigkeit des Medikaments erklären muss. Mit der Verschreibung eines überflüssigen Medikaments würde er seinem Patienten einen trügerischen Gefallen tun, um ihn zu beruhigen. Es sind aber nicht nur unangemessene Patientenwünsche oder mangelhafte Informationen, die zur Überversorgung führen können. Es gibt noch weitere Gründe für unbegrenzten medizinischen Aufwand.

Quellen von Überversorgung

Patient
- Wunsch nach Maximalversorgung frei nach dem Motto: »Ich will den Mercedes, auch wenn es ein Fahrrad getan hätte.«
- Wunsch nach weiteren medizinischen Maßnahmen auch in aussichtsloser Situation: »Immerhin zahle ich auch Beiträge. Das hole ich jetzt wieder raus.«

Arzt
- unterschiedliche Einschätzung des Therapiebedarfs
- Angst vor rechtlicher Verantwortung bei Unterlassung, Therapiebegrenzung
- unvollständige Informationen zur Therapieentscheidung
- therapeutischer Ehrgeiz (alles rauszuholen für den Patienten)
- geringe Berufserfahrung

Angehörige
- Wunsch nach weiteren medizinischen Maßnahmen

Überversorgung beginnt häufig dann, wenn aus einem harmlosen Symptom ein diagnostizierter Befund wird. Dann wird aus der Mücke der buchstäbliche Elefant, und es folgen Labortests, Bildgebungsverfahren (mittels Röntgen, Computertomographie oder Magnetresonanztomographie – kurz MRT), Folgeuntersuchungen und vieles mehr. Kurzum: mehr Diagnostik und mehr Medizin. Laut einer Umfrage der Deutschen Gesellschaft für Innere Medizin sehen sich 70 Prozent der befragten Ärzte mehrmals pro Woche mit dem Problem Überversorgung konfrontiert.[6] Dabei wurden überflüssige Leistungen am häufigsten in den Bereichen Bildgebung und Labordiagnostik beobachtet. Auch 86 Prozent des Pflegepersonals erkennen in ihrem Arbeitsumfeld Überversorgung.[7]

Die Einschätzung, wo sinnvolle Medizin endet und sinnlose Überversorgung beginnt, ist jedoch alles andere als einfach. Ob eine medizinische Maßnahme sinnlos bzw. nutzlos ist oder nicht, hängt nämlich immer davon ab, wen Sie fragen. Teilweise unterscheiden sich die Einschätzungen zwischen Ärzten, zwischen Ärzten und Patienten und auch zwischen Ärzten und Pflegepersonal erheblich. Diese Meinungsverschiedenheiten beziehen sich vor allem auf die Lebensqualität. So schätzen Ärzte die Wirkung medizinischer Maßnahmen auf die Lebensqualität zu optimistisch ein, während die Prognosen des Pflegepersonals eher zu pessimistisch ausfallen.[8]

Damit Sie selbst klug entscheiden können, nutzen Sie die Fragen auf der nächsten Seite, um sich die nötige Klarheit zu verschaffen. Wenn Sie eine oder mehrere Fragen mit »Nein« beantworten, könnte eine Überversorgung vorliegen.

Überversorgung: Ja oder nein?

1. Dient die Maßnahme meinem Wohl?
2. Verbessert sich mein Zustand nach der Intervention?
3. Wird die Maßnahme dem gegenwärtigen Erkenntnisstand nach wirksam sein?
4. Wären durch die Behandlung verursachte physische und psychische Belastungen und Schmerzen für mich gerechtfertigt, sofern das therapeutische Ziel erreicht wird?
5. Die Behandlung erzeugt zwar einen medizinischen Effekt, aber werden gleichzeitig auch die Ziele erreicht, die mir besonders wichtig sind, wie z. B. Unabhängigkeit von lebenserhaltenden Maßnahmen?
6. Werden meine persönlichen Sichtweisen im Behandlungsprozess angemessen einbezogen?
7. Können eventuelle ethische Bedenken ausgeräumt werden?

Vollnarkose
ohne Übernachtung

Und nochmals Klassenbester! Wir sind OP-Weltmeister! Im internationalen Vergleich belegt Deutschland bei Operationen von Leistenbrüchen, künstlichen Hüftgelenken und Herzkathetern weltweit Platz 1. Auch bei Bandscheibenoperationen ist Deutschland mit über 200.000 Operationen Spitzenreiter in Europa. Platz 2 belegt Deutschland in den operativen Kategorien: Knieersatz, Gallenblase und Bypass. Insgesamt hat die Zahl der Operationen in Krankenhäusern zwischen den Jahren 2005 und 2013 um 30 Prozent zugenommen. Am häufigsten wird dabei am Bewegungsapparat operiert. Hier die Hitliste der Top-3-Operationen:

1. Bewegungsorgane (4,6 Millionen),
2. Verdauungstrakt (2,4 Millionen),
3. Haut und Unterhaut (1,3 Millionen).[9]

Was außer Operationen sonst noch so im Krankenhaus gemacht wird, zeigt Ihnen die nächste Abbildung.

Bei fast einem Drittel aller 54,2 Millionen Patienten wurde im Jahr 2014 eine Operation durchgeführt. Auch

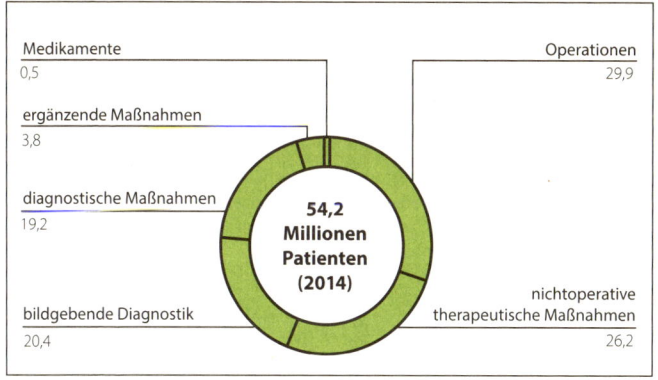

Das passiert im Krankenhaus (Angaben in Prozent).*

Diagnostik und andere Therapien spielen zu je einem Drittel eine wichtige Rolle. Aber meistens wird im Krankenhaus operiert. Immer beliebter werden dabei ambulante Operationen. Das sind solche Eingriffe, bei denen Sie weder die Nacht zuvor noch die Nacht nach der Operation im Krankenhaus verbringen. Solche ambulanten Operationen haben sich seit 2002 verdreifacht. Die Häufigkeit stationärer Behandlungsfälle, also solche *mit* Übernachtung, veränderte sich hingegen kaum.

Sind die vielen Operationen aber wirklich nötig? An Wirbelsäulen wurde im Jahr 2015 zum Beispiel insgesamt 735.000-mal operiert. Dabei wäre eine Operation in acht von zehn Fällen nicht notwendig gewesen. Auch diese

---

* Statistisches Bundesamt. Datenreport 2016. Ein Sozialbericht für die Bundesrepublik Deutschland. 2016. S. 278.

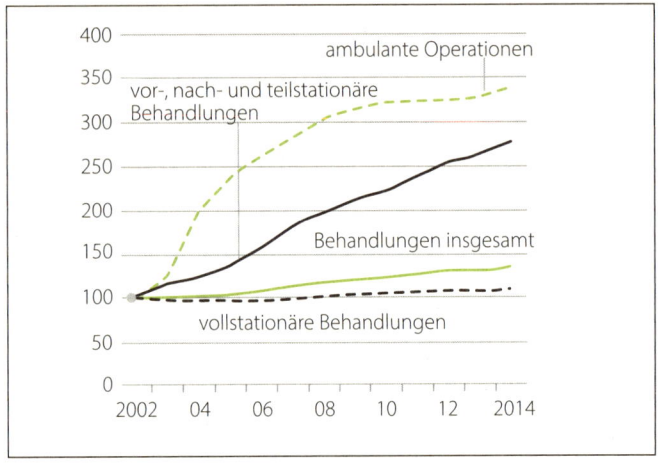

Behandlungsformen im Krankenhaus.

Zahl sollte man sich noch einmal langsam auf der Zunge zergehen lassen. Von 100 Patienten, die auf einem OP-Tisch lagen und bei denen ein Operateur zum Skalpell griff, war dies bei 80 Patienten gar nicht nötig. Anders ausgedrückt: Wir hätten uns 588.000 Operationen sparen können, weil herkömmliche Therapien mit gezieltem Rückentraining und Bewegung langfristig besser wirken als eine schnelle Operation.

Ein weiteres anschauliches Beispiel liefert die jahr-zehntelange Diskussion um die medizinische Behandlung von Patienten mit Prostatakrebs. Grundsätzlich gibt es nach der Diagnose drei Behandlungsoptionen: beobach-ten, bestrahlen oder operativ entfernen. Welche Vor- und

* Statistisches Bundesamt, Wiesbaden 2015.

Nachteile diese drei Optionen bieten, war bis vor kurzem noch unklar. Nun hat eine großangelegte Studie gezeigt, dass es *keinen Unterschied* zwischen den Ergebnissen der drei Behandlungsoptionen gibt. Der Langzeitvergleich zwischen den drei Patientengruppen wies keinen Unterschied in der Sterblichkeit nach. Kein Patient lebte aufgrund einer bestimmten Behandlungsart kürzer oder länger. Zwischen den drei Gruppen gab es auch keine Unterschiede in der Lebensqualität oder der Häufigkeit von Angstzuständen und Depressionen. Insgesamt unterschied sich damit das »harte« Behandlungsergebnis »Tod« zwischen Beobachten, Bestrahlen und Operieren ebenso wenig wie das »weiche« Behandlungsergebnis »Lebensqualität«.[10,11]

Aber nicht nur für übereilte und nutzlose Operationen an Wirbelsäulen, Bandscheiben und Prostata steigt die wissenschaftliche Beweislast. Auch viele andere operative Eingriffe halten einer wissenschaftlichen Überprüfung ihrer Wirksamkeit und Nachhaltigkeit nicht stand. Und warum wird dann trotzdem so viel operiert? Auf diese Frage gibt es verschiedene Antworten – dazu später mehr und ausführlich (siehe Kapitel »Krank ist das neue Gesund« ab Seite 107). Für den Moment lautet die kurze Antwort: Es bringt Geld.

Der Anreiz in unserem Gesundheitssystem besteht darin, mehr statt weniger zu behandeln. Es geht also nicht so sehr um Gesundheit – jedenfalls nicht in erster Linie –, sondern eher um ökonomische Prinzipien.

Während in Deutschland aber noch oft und gerne operiert wird, sind andere Länder schon weiter. In Großbritannien, Neuseeland, Australien oder Frankreich wird die klassische Krankenhauseinweisung durch eine häusliche Intensivversorgung abgelöst. Statt im Krankenhaus versorgen mobile Teams aus Ärzten, Therapeuten und Pflegern die Patienten in ihrem eigenen Zuhause. Von der ärztlichen Visite, mobilen Diagnostik, Blutabnahme, Medikamentengabe, Infusion, Anbindung an telemedizinische Betreuung bis hin zur Pflege und Hygiene schnürt die häusliche Intensivversorgung individuelle Versorgungspakete, die medizinische Leistungen der herkömmlichen Krankenhausversorgung bündelt. In Australien eröffnete zum Beispiel im Jahr 2010 ein 500-Betten-Krankenhaus ohne Wände, Fenster und Türen. Als ausschließlich »virtuelles Krankenhaus« versorgt es auf der häuslichen Intensivstation jährlich 33.000 Einweisungen.[12]

Die wissenschaftliche Auswertung der vorliegenden Daten dieser und anderer Initiativen kommt zu dem erfreulichen Ergebnis, dass häuslich betreute Intensivpatienten nicht nur zufriedener sind und weniger Psychopharmaka benötigen, sondern auch länger leben und dabei sogar geringere Behandlungskosten verursachen als klassische Krankenhauspatienten.[13,14] Wir können also damit rechnen, dass die bisher harte Grenze zwischen ambulanter und stationärer Versorgung in Zukunft weiter aufweichen wird. Die häusliche Versorgung macht viele Patienten zufriedener, ist finanziell günstiger und bietet inzwischen fast alles, was ein Krankenhaus auch kann. Denn einst sehr aufwendige Medizin wird dank technischem Fortschritt, Digitalisierung und Schlüsselloch-

Chirurgie immer geräuschloser und leichter einsetzbar. Auch auf Ihrer Wohnzimmer-Couch könnte problemlos eine Bauchwasserpunktion stattfinden (Flüssigkeitsentnahme aus der Bauchhöhle). Wie groß das Interesse an einer leistungsstarken häuslichen Versorgung aber tatsächlich ist, wird die Zukunft zeigen. Wenn unter dem derzeitigen Abrechnungssystem nämlich nur Leistungen bezahlt werden, die in Krankenhäusern, Arztpraxen oder Operationssälen stattfinden, fehlt der Anreiz, ernstzunehmende häusliche Versorgungskonzepte aufzubauen.

Tod im Krankenhaus

Mehr als die Hälfte aller Deutschen hat Angst vor einem Krankenhausaufenthalt. Am meisten Angst haben wir vor Behandlungsfehlern (65 Prozent) und erfolglosen Therapien (61 Prozent), gefährlichen Keimen (55 Prozent) und schnarchenden Zimmergenossen (52 Prozent).[15] Aber warum fürchten sich die Menschen in einem der leistungsfähigsten Gesundheitssysteme der Welt so sehr vor einem Aufenthalt im Krankenhaus?

Es ist fast schon ein Ritual. Gleichzeitig mit der jährlichen Veröffentlichung der Statistik zu Behandlungsfehlern in deutschen Krankenhäusern tobt ein Aufschrei durch das Land: »19.000 vermeidbare Sterbefälle«, und die Schlagzeilen tönen: »Mehr Tote durch Behandlungsfehler als im Straßenverkehr« oder »Fünfmal mehr Tote in Kliniken als auf der Straße«. Aber wie entsteht so eine beängstigende Zahl überhaupt? Wer zählt diese 19.000 Sterbefälle?

Als Grundlage der Berechnung dient die jährliche Summe von insgesamt 19 Millionen Krankenhausbehandlungen. Unter der *Annahme*, dass es bei einem Prozent der Behandlungen zu Fehlern kommt (190.000) und bei 0,1 Prozent zu Sterbefällen (durch Operationsfehler, mangelnde Hygiene oder falsche Arzneimittelgaben), ist

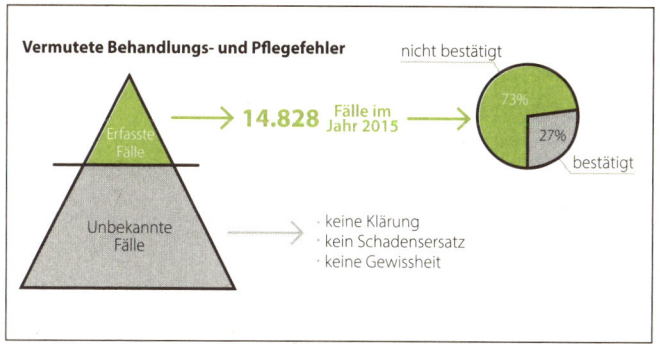

*Bei Eisbergen sollte man nicht nur nach der Spitze gucken.**

dann von jährlich 19.000 Toten »auszugehen«. Bei den 19.000 Klinikopfern handelt es sich also keineswegs um eine belastbare Statistik, sondern um eine recht gewagte Hochrechnung. Es ließe sich auch eine ganz andere Rechnung aufmachen.

Die oberste Prüfstelle für Behandlungsfehler ist der Medizinische Dienst der Krankenversicherung (kurz: MDK). Dort wurden im Jahr 2015 knapp 15.000 Verdachtsfälle begutachtet und in nur einem Viertel der Fälle bestätigt. Fast drei Viertel der Patienten hatten sich zu Unrecht beschwert. Von den geprüften Fällen sind insgesamt 205 Patienten verstorben, also 1,4 Prozent. Beim Vergleich dieser zwei Zahlenwerke wird schnell deutlich, wie weit die beiden Ergebnisse auseinanderliegen. Den jährlich etwa 3.300 Verkehrstoten stehen entweder 205 oder eben 19.000 Kliniktote gegenüber.

---

* AOK-Faktenbox: 16. September 2016.

Natürlich handelt es sich bei den erfassten und begutachteten Fällen des MDK nur um die Spitze des Eisbergs. Zur Anzahl unbekannter Fälle gibt es nur grobe Schätzungen, die zwischen 40.000 bis 170.000 liegen. Außerdem werden Behandlungsfehler auch an anderer Stelle, bei Ärztekammern, Haftpflichtversicherungen und Gerichten, verhandelt. Ein zentrales Melderegister, in dem alle Zahlen zusammenlaufen, gibt es aber nicht. Entsprechend unterschiedlich sind die Angaben zur Häufigkeit. Während in den USA jährlich knapp 100.000 Todesfälle als Folge von Behandlungsfehlern gezählt werden, sollen es in Australien 18.000 unnötige Todesfälle sein. Für Deutschland gehen Schätzungen von jährlich bis zu 40.000 Behandlungsfehlern aus. Genaueres weiß niemand, weil die offizielle Todesursachenstatistik keine menschlichen Fehler oder Systemversagen erhebt. Deshalb tauchen Sterbefälle durch Behandlungsfehler in der Statistik schlichtweg nicht auf. Durch diesen blinden Fleck versäumen wir aber leider eine wichtige Diskussion zur Qualität in der Medizin. Denn wenn aktuellen Schätzungen aus dem Jahr 2016 zufolge in den USA jährlich 251.000 Todesfälle durch Behandlungsfehler verursacht werden, dann wäre das tatsächlich die *dritthäufigste* Todesursache in den USA.[16]

Obendrein besteht große Uneinigkeit darüber, was überhaupt ein Behandlungsfehler ist und was nicht. Gesetzlich ist der Begriff des Behandlungsfehlers nämlich nicht genau definiert. Ganz allgemein kann ein Behandlungsfehler jeder Verstoß gegen anerkannte Regeln der medizinischen Wissenschaft sein und zu jedem Zeitpunkt des Arzt-Patienten-Kontakts entstehen: bei der Diagnose-stellung, Untersuchung, Arzneimittelwahl, Dosierung, Operation, Pflege und an vielen anderen Stellen der Be-handlungskette.

Behandlungsfehler – Arten und Ursachen

Organisationsverschulden	Medikamente oder Blut-konserven nicht vorrätig
Übernahmeverschulden	Behandlung ohne erforder-liche Fachkenntnisse oder technische Ausstattung
Kooperationsfehler	unzureichende oder fehler-hafte Kommunikation zwi-schen Ärzten
Nicht-Behandlung	wirksame Behandlung wird nicht durchgeführt
Abweichende Behandlung	Verwechslung des Eingriffs oder des Patienten

Grundsätzlich passieren Fehler überall, wo Menschen arbeiten – auch in der Medizin. Davon auszugehen, dass Ärzte gar keine Fehler machen, wäre unrealistisch. Aber in einem Gesundheitssystem, das immer mehr Patienten in immer kürzerer Zeit behandelt, steigt das Risiko für Fehler. In deutschen Krankenhäusern hat sich die Liegedauer in den letzten 20 Jahren fast halbiert. Mit dem Ziel einer optimalen Bettenauslastung stieg die Anzahl der Behandlungsfälle entsprechend stark. Diese Kombination aus stark verdichteten medizinischen Leistungen und hohem Zeitdruck geht an vielen Stellen auf Kosten der Qualität. Wenn Patienten heute schneller nach Hause geschickt werden und nicht mehr im Krankenhaus bleiben, bis sie stabil sind, steigt durch die ständigen Aufnahmen neuer und Entlassungen instabiler Patienten das Fehlerrisiko. So entsteht rund ein Drittel der vom MDK begutachteten Fälle genau dort, wo besonders viel operiert wird: in der Orthopädie und Unfallchirurgie.

Noch häufiger, in der Hälfte der erfassten Fälle, entstanden Behandlungsfehler aber dadurch, dass notwendige medizinische Maßnahmen nicht oder zu spät durchgeführt wurden. Auch wenn die meisten Behandlungsfehler ohne langfristigen Schaden ablaufen, verlängern sie oft die Behandlung und bedeuten für viele Patienten Verunsicherung, Misstrauen und unangenehme Situationen. Daher sollten Behandlungsfehler in jedem Fall offen angesprochen, systematisch erfasst und mit Betroffenen besprochen werden. Davon sind wir aber leider noch sehr weit entfernt. Ein unabhängiges zentrales Melderegister für Behandlungsfehler gibt es genauso wenig wie eine Meldepflicht oder verbindliche Melde- oder Vermeidungssysteme. Bis unsere Fehlerkultur so weit ausgereift ist, dass Fehlerquellen und -ursachen offen ausgesprochen und diskutiert werden, liegt es an Ihnen, Ihr persönliches Risiko für Behandlungsfehler durch die Vermeidung unnötiger oder überflüssiger Medizin so weit wie möglich zu senken.

Behandlungsfehler –
was tun bei Verdacht?

Grundsätzlich liegt die Beweislast beim Patienten. Das bedeutet, dass Sie den Behandlungsfehler beweiskräftig belegen müssen.

Sie haben zwar das Recht, beim behandelnden Arzt Ihre Akte einzusehen und eine Kopie zu erhalten, aber allein können Sie Ihren Verdacht nicht überprüfen. Dafür brauchen Sie professionelle Unterstützung.

1. Wenden Sie sich bei einem Verdacht an Ihre Krankenkasse.

   Hier werden Sie von einem professionellen Behandlungsfehlermanagement unterstützt.

2. Informationen sammeln

   Auf Ihren Wunsch fordert Ihre Krankenkasse zwar Behandlungsunterlagen an, aber auch Ihre Angaben zu Ihrer Erkrankung sind wichtig. Fertigen Sie deshalb ein Gedächtnisprotokoll Ihrer Behandlung an:

   • Wann, wo und von wem wurden Sie behandelt?

   • Im Rahmen welcher Behandlung sind welchem Behandler Ihrer Ansicht nach Fehler unterlaufen?

   • Seit wann vermuten Sie einen Behandlungs- oder Pflegefehler, und was war Anlass für diese Vermutung?

   • Gibt es Zeugen, zum Beispiel für Arztgespräche, Sorgfaltspflichtverletzungen oder Hygienemängel? Wenn ja, listen Sie diese mit Namen und Adresse auf.

- Welche Gesundheitsschäden sind aufgetreten?
- Welche Beschwerden haben Sie aktuell noch?
- Werden Sie wegen dieser Beschwerden behandelt?
- Sind Sie bereits im Besitz von Gutachten, zum Beispiel von der Schlichtungsstelle?
- Sind Sie im Besitz von Behandlungsunterlagen oder Pflegedokumentationen?
- Werden Sie bereits anwaltlich vertreten? Wenn ja, notieren Sie den Namen und die Adresse des Anwalts oder der Anwaltskanzlei.

3. Medizinische Bewertung
   Experten Ihrer Krankenkasse prüfen alle Unterlagen und kümmern sich um eine medizinische Bewertung.

4. Juristische Bewertung
   Ihre Krankenkasse prüft die medizinischen Bewertungen und gibt Hinweise zu möglichen weiteren Handlungsoptionen.

5. Schadensersatz geltend machen
   Eine ausführliche Beratung mit Ihrer Krankenkasse hilft Ihnen, berechtigte Ansprüche auf Schadensersatz zu formulieren und weiterzuverfolgen.

AOK-Faktenbox: 16. September 2016.

Ein Screening rettet keine Leben

Das Wichtigste klären wir sofort: Untersuchungen zur Früherkennung schützen Sie *nicht* vor der Entstehung der gesuchten Erkrankung. Ein Screening kann nur helfen, eine Erkrankung *so früh wie möglich* zu entdecken. Aber trotz jahrzehntelanger Aufklärung halten sich falsche Erwartungen rund um Screenings hartnäckig. Ein Drittel der Frauen glaubt, dass schon die bloße Teilnahme am Mammographie-Screening Brustkrebs verhindere. Auch Männer sind nicht viel aufgeklärter und überschätzen den Nutzen des Prostatakrebs-Screenings ähnlich dramatisch.

Insgesamt wird der Nutzen von Screenings und Früherkennung aufgrund falscher oder unzureichender Informationen überschätzt, während mögliche Risiken durch Fehlalarme oder unnötige Behandlungen nahezu unbekannt sind. Das Dilemma beim Screening ist nämlich, dass es keine 100-prozentige Treffsicherheit bietet. Ein perfektes Screening würde Kranke als krank und Gesunde als gesund erkennen. Leider garantiert Ihnen aber kein Test dieser Welt eine zweifelsfreie Zuordnung. Deshalb gibt es unnötige Diagnosen (gesunde Kranke) genauso wie trügerische Entwarnungen (kranke Gesunde).

Das wichtigste Ziel eines jeden Screenings bzw. einer jeden Früherkennungsuntersuchung drückt sich in nur einer Zahl aus: der Sterblichkeit. Die entscheidende Frage lautet: Führt das Screening dazu, dass weniger Menschen an der gesuchten Erkrankung sterben?

Die Idee ist nämlich, dass je früher eine Erkrankung entdeckt wird, desto höher müsste ja die Chance sein, dass der Patient überlebt. Zum Nachweis, dass ein Screening in diesem Sinne wirksam ist, vergleicht man zwei Gruppen miteinander: Personen, die regelmäßig an einem Screening teilnehmen, und Personen, die es nicht tun. Nach einiger Zeit wird dann statistisch untersucht, wie groß der Unterschied in der Sterblichkeit zwischen den beiden Gruppen ausfällt. Ein erfolgreiches Screening müsste in der Gruppe der Untersuchten entsprechend weniger Todesfälle zur Folge haben.

Um Krebserkrankungen möglichst früh zu erkennen, werden Untersuchungen an Darm, Prostata, Brust, Haut und Gebärmutterhals von den Krankenkassen finanziert. Aber welche Untersuchungen sind sinnvoll? Auf welche Tests können Sie besser verzichten? Welche Tests schaden vielleicht sogar mehr, als dass sie nutzen? Am Beispiel Brustkrebs sehen Sie, welche Überlegungen bei der Beantwortung dieser Fragen eine Rolle spielen.

Jede Frau, die zwischen 50 und 69 Jahren alt ist und in Deutschland lebt, wird alle zwei Jahre zur Brustkrebs-Früherkennung eingeladen. Etwa die Hälfte der benachrichtigten Frauen nimmt teil. Jährlich werden somit knapp drei Millionen Frauen untersucht. Mit folgendem Ergebnis:

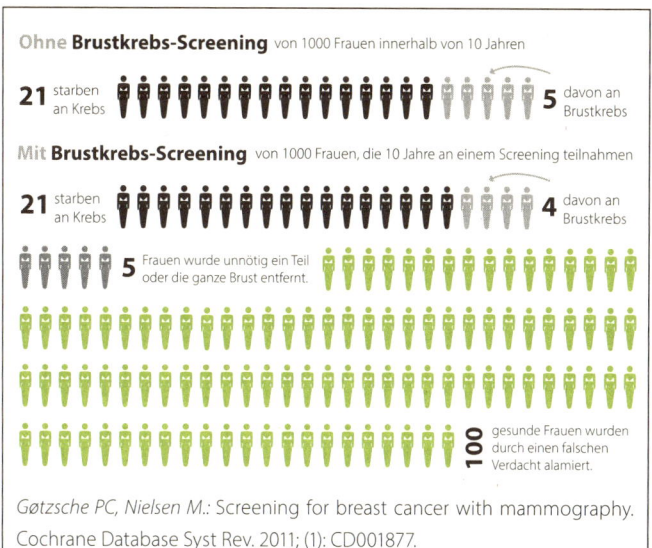

Ohne **Brustkrebs-Screening** von 1000 Frauen innerhalb von 10 Jahren

21 starben an Krebs

5 davon an Brustkrebs

Mit **Brustkrebs-Screening** von 1000 Frauen, die 10 Jahre an einem Screening teilnahmen

21 starben an Krebs

4 davon an Brustkrebs

5 Frauen wurde unnötig ein Teil oder die ganze Brust entfernt.

100 gesunde Frauen wurden durch einen falschen Verdacht alarmiert.

Gøtzsche PC, Nielsen M.: Screening for breast cancer with mammography. Cochrane Database Syst Rev. 2011; (1): CD001877.

Wenn 1.000 Frauen über zehn Jahre regelmäßig zur Mammographie gehen, sterben in der Gruppe ohne Brustkrebs-Screening fünf Frauen und in der Gruppe mit Brustkrebs-Screening vier Frauen an Brustkrebs. Es sieht also zunächst so aus, als würde das Screening einen Todesfall durch Brustkrebs verhindern. Weil in beiden Gruppen aber gleich viele Frauen an Krebs sterben (21), stirbt diese eine Frau statistisch gesehen an einer anderen Krebsart. Zudem wurden bei den 1.000 untersuchten Frauen 100 Fehlalarme ausgelöst und fünf unnötige Brustentfernungen durchgeführt. Da stellt sich als Frau die Frage: Möchte ich mir die Untersuchung an sich, das Warten auf das Ergebnis und mögliche Nachuntersuchungen überhaupt antun?

Die Abbildung auf Seite 53 veranschaulicht die wachsende Skepsis gegenüber dem Brustkrebs-Screening. Auch wenn das Screening für einzelne Frauen unbestreitbar einen Nutzen haben kann, kommt es durch Überdiagnosen und Fehldiagnosen zu unnötigen Strahlenbelastungen, Operationen und Chemotherapien für Tumore, die niemals Probleme bereitet hätten. Zusätzlich ist die Verschiebung der Todesursachen im Einzelfall immer problematisch, wenn ein durch spezielle Screeningverfahren verhinderter Krebstod dann auf Umwegen doch zuschlägt. Die Tragik dabei ist, dass Sie als einzelner Patient unmöglich feststellen können, ob Sie zur Gruppe der Überdiagnostizierten und Fehlversorgten zählen oder zu den seltenen Fällen, bei denen eine frühe Diagnose und Behandlung lebensrettend war. Die Wahrscheinlichkeit, letzterer Gruppe anzugehören, ist jedenfalls beunruhigend klein. Denn Überdiagnosen gibt es nicht nur für Brustkrebs und nicht nur in Deutschland. Die Überdiagnose von Tumoren, die niemals Beschwerden verursacht oder das Leben verkürzt hätten, ist ein internationales Phänomen. In Südkorea sind beispielsweise 90 Prozent der bei Frauen entdeckten Schilddrüsentumore Überdiagnosen. In anderen Ländern liegt der Anteil der Überdiagnosen zwischen 70 und 80 Prozent. Auf diesem Wege explodieren zwar die Diagnose- bzw. Erkrankungszahlen, aber die Sterblichkeit durch Schilddrüsentumore ändert sich nicht.[17,18] Auch die beim Brustkrebs-Screening häufig entdeckten Krebsvorstufen wurden in den letzten Jahrzehnten primär chirurgisch behandelt (Brustentfernung), bis 20 Jahre später in der bislang umfassendsten Studie klar wurde, dass diese maximale Medizin überhaupt keinen Einfluss auf die Brustkrebssterblichkeit hat.[19]

Ob deutsche Frauen von dem seit 2009 flächendeckend eingesetzten Mammographie-Screening profitieren, wissen wir auch erst in einigen Jahren. Die Langzeituntersuchung der Effekte des Brustkrebs-Screenings lässt noch auf sich warten, weil eine statistische Auswertung frühestens nach zehn Jahren Laufzeit sinnvoll ist. Vielleicht wird es aber auch niemals eine verlässliche Antwort auf die Frage geben, ob das Screening tatsächlich Leben rettet. Denn statistisch belastbare Daten entstehen erst ab einer Teilnahmerate von 70 Prozent. In Deutschland nimmt aber nur etwa die Hälfte der eingeladenen Frauen teil. Es besteht also wenig Anlass zur Vorfreude auf die kommenden Daten.

In der Zwischenzeit wird die Idee der Krebsfrüherkennung aber wahrscheinlich sowieso vom wissenschaftlichen Fortschritt überholt. Früher dachte man, dass Krebs gleichmäßig wächst, ab einer bestimmten Größe streut und sich berechenbar verhält. Doch Jahrzehnte intensiver Krebsforschung enthüllten, wie vielgestaltig, raffiniert und unberechenbar Krebs wirklich ist: Ein Tumor kann viele verschiedene Krebsarten beherbergen, aufhören zu wachsen oder sich plötzlich zurückbilden. Auch können Krebsvorstufen, die lange Zeit im Verborgenen schlummern, kurzfristig tödliche Tumore bilden. Diese und viele weitere Erkenntnisse haben unser Verständnis von Krebserkrankungen wesentlich erweitert und einstige Annahmen eines wirksamen Screenings überholt. Deshalb sinkt der Nutzen der Früherkennungsprogramme in wissenschaftlichen Untersuchungen, je aktueller die Studien sind. Denn dank besserer Therapien sind inzwischen auch spät entdeckte Krebserkrankungen öfter heilbar als früher. Der ohnehin geringe positive Effekt einer frühen Diagnose schrumpft dadurch immer weiter. Für viele verlängert ein Screening deshalb nicht das Leben, sondern nur die Zeit als Patient.

In Reaktion auf diese Entwicklungen wird die bisherige Idee eines »Screenings für alle« immer skeptischer betrachtet. Neuere Ansätze zur Früherkennung unterscheiden daher zunächst nach verschiedenen Risikotypen und untersuchen dann nur noch gezielt Personen der Hochrisikogruppe. Diese »Risiko-adaptierte Früherkennung« bedeutet eine Abkehr von dem Gießkannenprinzip der letzten Jahrzehnte und signalisiert Einsicht in den Fakt, dass mehr Medizin nicht immer besser ist. So hat die Schweiz ihr Mammographie-Screening inzwischen komplett eingestellt, genauso wie die USA und Norwegen die Initiative zurückfahren.

Im Teufelskreis der Vorsorge

Michael de Ridder ist ein bekannter Arzt und Internist. Als erfahrener Fachmann sollte man denken, dass er rund um seine eigene Gesundheit keine Probleme hat, souveräne und kompetente Entscheidungen zu fällen. Seine Geschichte zeigt jedoch, wie leicht sich selbst Profis im Teufelskreis der Vorsorge verfangen können.

Alles beginnt mit einem spät entdeckten Prostatakrebs seines 71-jährigen Vaters, der zwei Jahre später, nach Operation, Bestrahlung und Chemotherapie, schließlich verstirbt. Familiär vorbelastet gehört Ridder damit von nun an zur Gruppe der Risikopatienten. Bei seiner Entscheidung zur Teilnahme an einer Früherkennungsuntersuchung quälen ihn Rat- und Hilflosigkeit. Je mehr er sich informiert, desto verunsicherter, ängstlicher und unruhiger wird er. Nachdem er sich schließlich zur Untersuchung durchringt, sind alle Befunde unauffällig, und der Urologe entlässt ihn ohne Grund zur Sorge.

Im Laufe der nächsten Jahre zeigen die jährlichen Untersuchungen jedoch einen leicht ansteigenden PSA-Wert. Dieser misst im Blut die Konzentration eines Eiweißes namens »Prostataspezifisches-Antigen« (PSA), um darüber Rückschlüsse zur Aktivität des Prostatagewebes zu gewinnen bzw. zur Früherkennung von Prostatakrebs. Aber was steckt hinter diesem Anstieg? Welchen Krankheitswert haben die steigenden Werte tatsächlich?

Diese Fragen lösen bei Ridder tiefe Sorge aus. In den folgenden 13 Jahren (!) steigen sein PSA-Wert und seine

Angst immer weiter. Trotz regelmäßiger Kontrollen, Biopsien und Tastuntersuchungen gibt es keine Erklärung für den Anstieg, keinen Tumornachweis, keine Beschwerden und keine Symptome. Nach nunmehr 15 Jahren kann er die Ungewissheit und Verunsicherung nicht mehr aushalten. Für eine Verlängerung des Testmarathons und eine weitere »aktive Überwachung« fehlt die Ausdauer und Kraft. Er will Gewissheit und entschließt sich zur operativen Entfernung der Prostata. Die Operation verläuft komplikationslos. Der Krebs hat die Prostata noch nicht verlassen und gestreut. Ridder gilt als geheilt.

Auf die Frage, ob er in dem Wissen um 15 Jahre durchlebte Ruhelosigkeit und Angst noch einmal denselben Weg gehen würde, antwortet er: »Ja, denn ich wollte es wissen, eine Diagnose erzwingen. Eine erdrückende Last ist von mir genommen.«

Wenn Nutzen und Schaden in der modernen Medizin so dicht beieinanderliegen wie in dem oben geschilderten Fall, hängt die eigene Entscheidung zur Früherkennung letztendlich davon ab, mit welchem Ausmaß an Unwägbarkeiten jeder Einzelne bereit ist zu leben. Offensichtlich kann es beim Thema Screening sinnvoll sein, zunächst wachsam abzuwarten und nichts zu tun. »Watchful waiting« heißt dieser Therapieansatz, der oft genauso wirksam ist wie viele medizinische Prozeduren und obendrein das Risiko von Nebenwirkungen und Behandlungsfehlern auf null reduziert. Möglichen Langzeitgewinnen (längeres Überleben) stehen jedoch konkrete Kurzzeitverluste

(wiederholte medizinische Tests, unangenehm viele Arzt-
termine, diagnostische Unsicherheit, subjektives Krank-
heitsgefühl) gegenüber. Deshalb gilt es, sich sorgfältig zu
informieren und in Ruhe eine individuelle Entscheidung
abzuwägen. Dabei geht es oft gar nicht um *mehr* Informationen oder *bessere* Informationen, sondern darum,
sich zunächst überhaupt erst einmal mit vorhandenen
Informationen zu beschäftigen und dann zu fragen, was
man selber will.

Ob der Schaden der Vorsorge den Nutzen überwiegt,
ist nämlich nicht nur eine Frage der wissenschaftlichen
Abwägung, sondern immer auch eine Persönlichkeitsfrage.
Bin ich jemand, der alles stets ganz genau wissen möchte
und auch in Kauf nimmt, dass Wissen Handlungsdruck
auslösen kann? Oder überlasse ich mich dem freien Lauf
des Schicksals und kann damit leben, wenn eine Erkrankung vielleicht erst so spät entdeckt wird, dass sie nur
noch mit aggressiven Therapien oder vielleicht gar nicht
mehr heilbar ist? Mit wie viel Ungewissheit bin ich bereit
zu leben? Für viele Menschen ist »Angst vor der Krankheit« der Hauptgrund für ihre Teilnahme an Früherken-
nungsuntersuchungen. Aber das ist die falsche Motivation.
Ausgewogene Aufklärung und sachliche Abwägung sind
eine bessere Entscheidungsgrundlage als Angst.

Achtung IGeL –
bitte nicht füttern!

Immer wieder warnen Medien, Verbraucherschützer und Krankenkassen davor, sich keine IGeL aufdrängen zu lassen. Gemeint sind aber keine stachligen Vierbeiner, sondern Individuelle Gesundheitsleistungen, kurz IGeL. Das sind medizinische Leistungen, für die Sie als Patient selbst zahlen, weil Ihre Krankenkasse die Kosten nicht übernimmt. Jedoch aus gutem Grund, denn laut Gesetz darf Ihre Krankenkasse nur Leistungen zahlen, »die ausreichend, zweckmäßig und wirtschaftlich sind und das Maß des Notwendigen nicht überschreiten«. Ärzte bieten diese zusätzlichen Leistungen trotzdem gerne an, gerade weil Sie diese nicht mit Ihrer Versichertenkarte begleichen, sondern die EC-Karte zücken müssen oder direkt bar bezahlen.

Grundsätzlich können Sie sicher sein, dass alles medizinisch wirklich Wichtige von Ihrer Krankenkasse übernommen und bezahlt wird: Blutdruckmessung, Diabetes-Check, Laboruntersuchungen, Bildgebungsverfahren und vieles mehr sind wissenschaftlich nachgewiesene und medizinisch sinnvolle Maßnahmen. Wann immer es Anzeichen für neue wirksame Maßnahmen gibt, wird deren Notwendigkeit intensiv diskutiert und am Ende ebenfalls in den Katalog der Krankenkassen aufgenommen und bezahlt.

Obwohl IGeL außerhalb des Leistungskatalogs der Krankenkassen als Freiwild gelten, werden es trotzdem seit Jahren immer mehr. Etwa 1,5 Milliarden Euro geben Patienten jährlich für IGeL aus. Jedem dritten Patienten wird jährlich mindestens einmal ein IGeL angeboten. Die Renner sind dabei Vorsorgetests und Ultraschalluntersuchungen, gefolgt von Bluttests und Augeninnendruckmessungen. Die »IGeL-Könige« unter den Ärzten sind Gynäkologen, Augenärzte, Orthopäden, Hautärzte und Urologen. Diese fünf Facharztgruppen versammeln knapp 75 Prozent aller IGeL. Insgesamt sollen zwar mehrere Hundert IGeL im Angebot sein, die genaue Anzahl ist aber unbekannt. Wie viele IGeL es wirklich gibt und wie hoch der damit erzielte Umsatz ist, wird nicht näher erfasst. Es handelt sich also nur um Schätzungen.

Um den medizinischen Nutzen der IGeL zu bewerten, hat es sich der Spitzenverband der Krankenkassen zur Aufgabe gemacht, die sogenannten Selbstzahlerleistungen wissenschaftlich zu untersuchen und im Internet unter www.igel-monitor.de frei zugänglich zu machen. Von den bisher überprüften 35 IGeLn sind die meisten jedoch sinnlos.

Ausgewählte Mitglieder der Gattung IGeL

- Glaukomuntersuchung zur Früherkennung des Grünen Stars – der Klassiker unter den IGeLn konnte in Studien jedoch nie überzeugen.
- Ultraschalluntersuchung zur Früherkennung von Eierstockkrebs – nicht leitliniengerecht, wird aber trotzdem massenhaft angeboten und verkauft.
- Allgemeiner Gesundheitscheck – wer daran teilnimmt, lebt nicht länger oder ist seltener krank, sondern verbringt mehr Lebenszeit im Wartezimmer.
- Stuhlprobe zum Darmkrebs-Screening – zum einen übersieht der Test die Hälfte der Tumore, und zum anderen erweisen sich von zehn »entdeckten« Tumoren fünf bis acht später als Fehlalarm.
- Tumorscreening im Ganzkörper-MRT – wundern Sie sich nicht: Ihre Chance, dabei *irgendeinen* Befund zu erhalten, liegt bei über 50 Prozent. Ob das Ihrer Gesundheit nützt, ist eine Wette auf die Zukunft.
- Kortison nach Hörsturz – entzündungshemmende Arzneimittel oder Infusionen sind wirkungslos, weil die Ursachen eines Hörsturzes bislang unbekannt sind.

Insgesamt 18 Behandlungsmethoden wurden mit »negativ« oder »tendenziell negativ« bewertet, der Nutzen 13 weiterer IGeL war »unklar«, und nur vier schnitten »tendenziell positiv« ab. Wir halten fest: Kein IGeL wurde durchweg positiv bewertet.

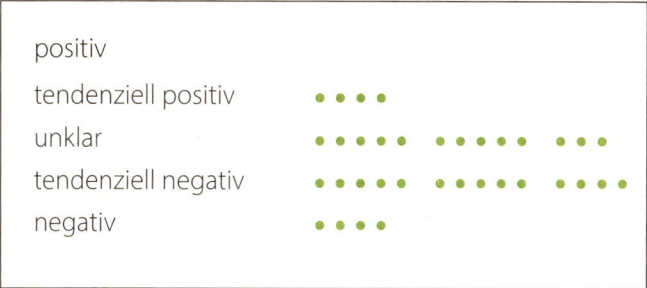

Individuelle Gesundheitsleistungen auf dem Prüfstand.

Damit sind die meisten IGeL nicht nur unnötig und nutzlos, sondern in ausgewählten Fällen sogar schädlich. Warum? Weil viele IGeL reihenweise Fehldiagnosen produzieren, die wiederum zu unnötigen Nachuntersuchungen, Therapien und Operationen führen. Obwohl die Vorsorge als Hauptgrund für IGeL bzw. deren Hauptgeschäftsfeld angeführt wird, hat sich die Hoffnung, durch Früherkennung Leben zu retten, bislang nicht erfüllt. Über die breite Palette von 39 Screenings für 19 tödliche Erkrankungen zeigt eine aktuelle Auswertung, dass die Gesamtsterblichkeit praktisch nicht abnimmt. Nur in sehr seltenen Fällen und für einzelne Erkrankungen sinkt die Sterblichkeit durch die Früherkennung.[20]

Durch die zunehmende Verbreitung der IGeL ist häufig von einem Medizinbasar die Rede. Dann heißt es oft: »Ihr Auto bringen Sie ja auch zum TÜV, also tun Sie doch mal etwas für Ihre Gesundheit.« Wenn Ihr Arzt mit solchen Verkaufsargumenten auftritt und Druck macht, wird es leider kompliziert. Eine unglückliche Vermischung aus ärztlicher Therapiefreiheit (Ihr Arzt kann fast alles machen, was er will), ökonomischem Druck (auch Ihr Arzt muss Geld verdienen) und statistischem Unverständnis (auch Ärzte überschätzen den Nutzen von Vorsorgeuntersuchungen massiv) bringt das Arzt-Patienten-Verhältnis in eine gefährliche Schieflage. Wenn die Leistungen nämlich weniger mit Hilfeleistungen zu tun haben als vielmehr mit Produkten oder Waren, können Sie sich als Patient nicht mehr wirklich sicher sein, ob die angebotene Leistung Ihrer Heilung dienen soll oder der Umsatzsteigerung Ihres Arztes. Dadurch gerät der Arzt unter Generalverdacht, in die eigene Tasche zu wirtschaften, und der Patient wird zum Konsument, der Angebote prüft. So entsteht der Eindruck, dass der Arzt nicht nur medizinisch notwendige Leistungen für kranke Menschen anbietet, sondern auch medizinisch Nicht-Notwendiges für gesunde Menschen.

Sollte Ihr Arzt Ihnen das nächste Mal eine IGeL-Leistung vorschlagen, können Sie mit den folgenden Fragen prüfen, ob Sie angemessen beraten wurden und alle notwendigen Informationen für eine treffsichere Entscheidung erhalten haben.[21]

Wenn Sie alle Fragen der folgenden Checkliste mit »Ja« beantworten können, dann sind Sie von Ihrer Ärztin/Ihrem Arzt angemessen über IGeL beraten worden.

Das steigende Angebot an IGeL-Leistungen spiegelt letztlich aber nur die allgemeine Entwicklung postmoderner Konsumgesellschaften wider. Wir haben alles und davon zu viel: mehr Fernseher, mehr Handys, mehr Sonnen-

Wenn Ihre Ärztin / Ihr Arzt Ihnen eine IGeL vorschlägt, oder Sie selbst eine IGeL wünschen, dann sollten Sie vor Ihrer Entscheidung die Fragen 1 bis 9 prüfen:	☺ Ja	😐 —	☹ Nein
1. Hat mir meine Ärztin / mein Arzt erklärt, warum die IGeL notwendig oder empfehlenswert für mich ist?	○	○	○
2. Hat mich meine Ärztin / mein Arzt darüber informiert, ob es für den Nutzen der IGeL wissenschaftliche Belege gibt und wie verlässlich diese sind?	○	○	○
3. Fühle ich mich von meiner Ärztin / meinem Arzt verständlich zu Nutzen und möglichen Risiken oder Nebenwirkungen der IGeL beraten?	○	○	○
4. Hat mich meine Ärztin / mein Arzt sachlich und ohne anpreisende Werbung informiert?	○	○	○
5. Gibt es eine schriftliche Vereinbarung zwischen meiner Ärztin / meinem Arzt und mir zur geplanten IGeL und deren voraussichtlichen Kosten?	○	○	○
6. Habe ich in der Arztpraxis eine Entscheidungshilfe oder Hinweise auf weiterführende Informationen zu IGeL bekommen (zum Beispiel diese Checkliste?)	○	○	○
7. Habe ich das Gefühl, dass ich mich frei für oder gegen eine von Ärztin oder Arzt vorgeschlagene IGeL entscheiden kann?	○	○	○
8. Habe ich für diese Entscheidung eine angemessene Bedenkzeit?	○	○	○
9. Bin ich informiert worden, dass ich eine Zweitmeinung einholen kann?	○	○	○
10. Nach der Behandlung: Habe ich eine nachvollziehbare Rechnung erhalten?	○	○	○

Bundesärztekammer. 2012. Selbst zahlen? Ein Ratgeber zu Individuellen Gesundheitsleistungen (IGeL) für Patientinnen und Patienten sowie Ärztinnen und Ärzte.

brillen und mehr Senfsorten – mehr Medizin ist keine Ausnahme von dieser Angebotsexplosion. In vielen gesellschaftlichen Bereichen bewegen wir uns auf einen Grenznutzen hin. Das Konzept des Grenznutzens beschreibt das Dilemma, dass die erste Waschmaschine im Haushalt den größten Nutzen mit sich bringt. Genauso wie das erste Telefon, das erste Auto oder der erste Fernseher. Eine steigende Zahl dieser Dinge erhöht deren Nutzen nicht automatisch bzw. nicht mehr so stark wie am Anfang. Genau so ist es in der Medizin auch. Mehr Medizin bedeutet nicht automatisch mehr Gesundheit. Auch wenn bei dem Wort IGeL zunächst niemand an etwas Schlechtes denkt.

Eingebildete Kranke

Es ist zwar schon über 300 Jahre her, aber Molières berühmtes Theaterstück *Der eingebildete Kranke* könnte nicht aktueller sein. Als Hypochonder lebt die Hauptfigur Argan in der festen Überzeugung, krank zu sein. Seine Ärzte unterstützen ihn in seinem Weltbild und verschreiben überflüssige Behandlungen gegen überteuerte Rechnungen. Voller Empörung ruft Argan später: »Bei den Preisen kann es sich ja bald keiner mehr leisten, krank zu sein!«

Bis heute lässt sich das meiste Geld nämlich mit gesunden Menschen verdienen, die glauben, sie wären krank. Dazu gibt es vielfältigste Strategien, um gesunde Menschen, Ärzte und die Öffentlichkeit von einer »bisher unerkannten« Erkrankung zu überzeugen, die »sehr viel verbreiteter ist als bisher gedacht«, aber glücklicherweise mit einem »neuartigen, klinisch getesteten Wirkstoff« behandelt werden kann.[22] Dieser Prozess trägt den Namen Medikalisierung (engl. Disease Mongering) und ist definiert als: Umwandlung von Erscheinungen des Menschseins in medizinisch behandelbare Störungen. Es gilt der alte Spruch: »Ist der Patient gesund, wurde er nicht gründlich genug untersucht!« Das heißt, Befindlichkeiten, die unter Umständen auch anders hätten behandelt werden können, werden medizinisch versorgt. Aber trotz der fast 40-jährigen Forschung zu Prozessen der Medikalisierung besteht wenig Einigkeit darüber, wo genau die Grenze zwischen zu behandelnden und nicht zu behandelnden Symptomen verläuft. Sicher ist nur der unendliche Vorrat an menschlicher Sorge und Ängsten. Wer fühlt sich körperlich und geistig schon jemals vollkommen gesund? Aus dieser Quelle entsteht durch Medikalisierung ein unendlicher Strom abrechenbarer Diagnosen und »neuer« Medikamente.[23] Zuckende Beine werden zum Restless-Legs-Syndrom, erhöhte Harnsäurespiegel zu Gicht und niedrige Testosteronspiegel zum Aging-Male-Syndrom. Ein besonders eindrucksvolles Medikalisierungsbeispiel zeigt eine Studie aus den USA zur Diagnose »Prädiabetes«. Auf der Grundlage eines internetbasierten Risikotests wären 81 Prozent der über 60-jährigen Einwohner von einem hohen Prädiabetes-Risiko betroffen. Mit nur wenigen Klicks würden so über 73 Millionen erwachsene Amerikaner durch eine Diagnose zu Patienten erklärt, die es vor zehn Jahren noch nicht einmal gab.[24]

Diese Beispiele machen deutlich, dass Medikalisierung immer eine Frage von Grenzwerten oder vielmehr des Standpunktes ist. Klassisch ist die Diskussion um weibliche Kontrazeptiva. Während die »Pille« einerseits als unnatürlicher Eingriff in die biologische Funktionalität des weiblichen Körpers bewertet wird, hat sie andererseits die Entscheidungsspielräume in der Lebensgestaltung von Frauen stark erweitert. Also wer hat recht? Wer wurde nun von wem medikalisiert?

Interessanterweise ist der Prozess der Medikalisierung aber auch umkehrbar. Beschwerden und Symptome, die einst als medizinisches Problem behandelt wurden, können auch wieder aus dem Zuständigkeitsbereich der Medizin herausfallen. Im 19. Jahrhundert galt zum Beispiel die Onanie als medizinisch behandlungsbedürftig, wird aber heute als normales Sexualverhalten gesehen (sonst wäre YouPorn der größte Einzahler im Gesundheitssystem). Auch das Krankheitsbild »Neurasthenie« galt zur Zeit Sigmund Freuds als beliebte Modediagnose, um Erschöpfung, Reizbarkeit und Schlafstörungen einen wohlklingenden Namen zu verleihen. Inzwischen wurde diese veraltete Bezeichnung durch das Burn-out abgelöst, dem neuesten Sammelbegriff für besorgniserregende medizinische Erscheinungen unserer Zeit.

Offensichtlich werden menschliche Beschwerden zu verschiedenen Zeitpunkten und in verschiedenen Bereichen der Medizin jeweils verschieden bewertet. Auch wenn Hippokrates im alten Griechenland vor 2.500 Jahren noch nichts von Medikalisierung, IGeLn und Fallpauschalen wusste – das menschliche Leiden war, ist und bleibt ein Spektrum, das sich von der Geburt bis zum Tod erstreckt und jeweils unterschiedlich starke medizinische Zuwendung erfährt. Sicher ist aber, sobald für ein Symptom eine Möglichkeit der medizinischen Behandlung existiert, sinkt die soziale Toleranz, die Beschwerden weiterhin zu ertragen. Dann werden die Symptome als vermeidbar und behandelbar wahrgenommen und entsprechend anders bewertet. Oder würden Sie weiterhin

Haarausfall oder Migräne in Kauf nehmen, obwohl entsprechend wirksame Therapien verfügbar wären?

Diagnose ohne Bedeutung

Gleichzeitig nehmen auch die medizinischen Diagnose-möglichkeiten unaufhaltsam zu. Umso erstaunlicher, dass die Ursachen vieler Beschwerden oft unklar sind und eines ausgeprägten ärztlichen Spürsinns bedürfen. Diagnosen wie unklarer Schwindel, Nahrungsmittelun-verträglichkeit, Hörsturz oder chronisches Müdigkeitssyn-drom, bezeichnen allesamt Beschwerden und Symptome ohne behandelbare Ursache, aber eben mit Diagnose. Ur-sprünglich war der Begriff »Diagnose« als medizinischer Fachbegriff bekannt und bezeichnete den Versuch des Arztes, dem Leiden seines Patienten eine behandelbare Ursache zuzuschreiben. Nur leiden Patienten inzwischen häufig an etwas, das der Arzt nicht benennen kann. Mei-nen ärztlichen Alltag bezeichne ich daher gerne als »Trüf-felschweinexistenz«. Auch Ihr Arzt zieht jeden Tag hinaus auf das große Feld des menschlichen Leids, um zu suchen und zu suchen, bis er eine behandelbare Ursache ge-funden hat. Es geht um die Frage, ob Ihre Symptome eine Geschichte erzählen, die Hinweise für eine wirksame medizinische Behandlung geben könnte, oder ob die Symptome sich bereits verselbständigt haben und ihre eigene Geschichte erzählen. Beispielsweise quält die Volkskrankheit »Kopfschmerzen« zwei von drei Deutschen und kann anfangs durchaus konkrete Ursachen wie eine Operation am Schädel, einen Fahrradunfall oder Ähnliches haben. Im weiteren Verlauf kann der Kopfschmerz nach drei Monaten aber auch chronisch werden und sich verselbständigen. Dann wird aus einem anfänglichen Symptom eine ganz neue, eigene Geschichte.

Leider übersteigt dabei die Anzahl der Fragen häufig das Angebot an Antworten. Sollte Ihr Arzt daher einmal nicht genau wissen, was Ihnen nun eigentlich fehlt, dann versteckt er seine Ratlosigkeit gerne hinter Wörtern wie »idiopathisch«, »essentiell« oder »psychosomatisch«. Dann werden abweichende Normwerte oder auffällige Laborbefunde mit einer wohlklingenden Diagnose geadelt, die mit Ihrem eigenen Erleben überhaupt nichts zu tun hat. Was dann folgt, ist häufig therapeutischer Aktionismus. Von Arzt zu Arzt überwiesen, mit mehr Untersuchungen, mehr Technik und mehr Diagnostik. Leider alles überflüssig, denn viele Beschwerden haben gar keine organische Ursache. Trotzdem gehen die meisten Betroffenen, ebenso wie die meisten Ärzte, von körperlichen Ursachen aus. Die Psyche wird als wesentlicher Beitrag zur Gesundheit bisweilen übersehen. So reisen viele Patienten auf der Suche nach einer passenden Diagnose jahrelang durch das Gesundheitssystem. Schätzungen zufolge irrt jeder vierte Patient mit körperlichen Beschwerden von Arzt zu Arzt, jedoch ohne feststellbare organische Ursache. Diese Menschen fühlen sich krank, leiden teilweise stark und sind oft arbeitsunfähig. Aber wie sollte ein Patient auch von einer Behandlung profitieren, wenn es die diagnostizierte Erkrankung gar nicht zutrifft?

Überversorgung und Fehlversorgung sind die Folge. Offizielle Schätzungen des Sachverständigenrats zur Begutachtung der Entwicklung im Gesundheitswesen gehen dabei von 15 bis 20 Prozent Über- und Fehlversorgung in unserem Gesundheitssystem aus.

Natürlich gehen Sie zum Arzt, wenn Sie über einen längeren Zeitraum unklare Symptome wahrnehmen. Sie wollen sich Klarheit verschaffen, eine Erklärung Ihrer Beschwerden und medizinischen Rat erhalten. Besser endlich eine Diagnose bekommen, anstatt weiterhin voller Verunsicherung darauf zu hoffen, dass es sich verwächst. Nur leider kann man sehr leicht aneinander vorbeireden, irgendetwas diagnostiziert bekommen und fortan ein Etikett tragen, das nichts mit Ihnen zu tun hat. Deshalb gehört zu einem guten Arzt-Patienten-Gespräch beides: Ihr Arzt sollte Ihre Situation so weit durchdringen, um zu erkennen, was Ihnen fehlt, und Sie sollten Ihre Behandlungsziele und -wünsche offen mitteilen.

Denn oft geht es gar nicht so sehr um die Frage, was medizinisch alles möglich wäre, sondern welche Diagnose angemessen ist, welche Behandlung Ihnen nützt und vor allem, welche Behandlung Sie mittragen. Diagnosen und Therapien werden heute also nicht mehr ungefragt festgelegt, sondern in einem gemeinsamen Findungsprozess ausgehandelt. Ja, Gesundheit ist Verhandlungssache geworden.

Risiko bedeutet nicht Krankheit

Die moderne Medizin verwechselt Risiko oft mit Krankheit. Dabei ist der Unterschied ganz einfach. Während Risiko eine statistische Wahrscheinlichkeit bedeutet, ist Krankheit konkret und faktisch. Herzinfarkt, Schlaganfall oder Tod sind solche klinisch bedeutsamen Ereignisse, die jeder Arzt sofort erkennt. Um diese »klinischen Endpunkte« früher behandeln oder am besten verhindern zu können, suchen Wissenschaftler nach ursächlichen Faktoren. Dafür werden aber nicht die Endpunkte selbst untersucht, sondern indirekte Ersatzmessgrößen, sogenannte Surrogatparameter. Diese stehen zwar statistisch mit dem Auftreten klinisch relevanter Ereignisse im Zusammenhang, aber erlauben eben keine garantierte Vorhersage.

Beispiele solcher Surrogatparameter gibt es sehr viele: Blutdruck, Cholesterinspiegel, Knochendichte, Vitamine, Blutzucker und viele mehr.[25] Wenn diese Werte therapiert werden, ist die medizinische Behandlung auf weiche Ersatzparameter ausgerichtet statt auf harte Endpunkte. Grundsätzlich muss das Management von Risikofaktoren wie Bluthochdruck, erhöhter Blutzuckerspiegel, Hormon- und Vitaminmangel aber keine schlechte Sache sein. Die Tragik dieser Praxis besteht nur darin, dass schwere

Erkrankungen auch trotz erfolgreich behandelter Risikofaktoren möglich sind. Herzinfarkte oder Schlaganfälle
können nämlich auch bei geringer Risikofaktoren-Belas-
tung auftreten. Obendrein haben erfolgreich behandelte
Risikofaktoren oft keinen Einfluss auf das wichtigste
klinische Behandlungsergebnis: Ihr Überleben. So lässt
sich der Cholesterinspiegel zwar medikamentös senken,
aber dadurch sinkt die Sterblichkeit nicht. Der Blutzucker lässt sich medikamentös senken, aber dadurch sinkt
die Sterblichkeit nicht. Der Östrogen- oder Testosteronspiegel lässt sich medikamentös erhöhen, aber dadurch
sinkt die Sterblichkeit nicht. Auch die Knochendichte
lässt sich medikamentös erhöhen, aber dadurch sinkt
die Sterblichkeit nicht. Diese Aufzählung ließe sich
problemlos fortführen. Offensichtlich gibt es Trugschlüsse eben nicht nur in der Musik, sondern auch in der
Medizin.

Um die Wirksamkeit medizinischer Behandlungen zu
belegen, sollten deshalb klinisch relevante Endpunkte
statt Ersatzparameter untersucht werden. Wenn also beispielsweise in einer Studie die Wirkung eines Medikaments gegen Bluthochdruck untersucht werden soll, wäre
ein relevanter klinischer Endpunkt eine schwere Erkrankung wie ein Schlaganfall oder der Tod. Nur die Veränderung des Blutdrucks zu erheben, wäre ein Ersatzparameter. Weil die moderne Medizin aber vornehmlich mit
Laborwerten, Wahrscheinlichkeiten und Surrogatpara-
metern operiert, kommt es immer wieder zu Verwechs-
lungen zwischen Risiko und Erkrankung. Das geschieht
aber nicht mit böser Absicht, sondern liegt daran, dass

relevante Endpunkte schwer zu messen sind. Somit stehen wir vor der Frage, wie viel von dem, was Ihr Arzt behandelt, Ihnen wirklich hilft.

Beispiele gibt es viele: Ein Patient mit Diabetes möchte zuallererst wissen, ob er jung sterben muss, erblindet oder an der Dialyse endet. Stattdessen spricht der Arzt über leicht erhöhte Cholesterinspiegel, einen unauffälligen Blutdruck und die medikamentöse Behandlung des gemessenen Blutzuckerspiegels. Ein Patient, der wegen Osteoporose behandelt wird, möchte wissen, ob seine Knochen nun fest genug sind, um am Wochenende wieder Fußball spielen zu können. Stattdessen spricht der Arzt über Laborwerte und eine »ansteigende Dichte an Knochenmineralien«. Ein älterer Patient mit leicht gesenktem Testosteronspiegel möchte wissen, ob dieser als Ursache seiner Erektionsstörungen in Frage kommt und medizinisch behandelt werden sollte. Stattdessen spricht der Arzt über statistische Wahrscheinlichkeiten und bietet zaghaft einen Therapieversuch an.

Viele Ärzte arbeiten jeden Tag hart, um ihre Patienten besser zu behandeln. Aber ab welchem Risiko lohnt eine medizinische Behandlung? Wie groß sollte der Nutzen sein, damit Menschen täglich Pillen schlucken, ihre Ernährung umstellen, anfangen, Sport zu treiben, oder sich gar operieren lassen? Welchen Nutzen erwartet der Arzt von der Behandlung für den Patienten?

Diese wichtigen Fragen werden im direkten Gespräch zwischen Arzt und Patient erstaunlich selten besprochen. Irgendwie wird es schon helfen, denken sich beide und hoffen das Beste. Tatsächlich stimmen Patienten einer medizinischen Behandlung ab einem erwarteten (absoluten) Nutzen von 20 Prozent zu. Erst ab dieser Schwelle entsteht Einsicht in den Sinn und Zweck von Medikamenten, Therapien und Operationen. Die Frage ist nur, wie der Nutzen bzw. die Risikoreduzierung präsentiert wird: als absolutes oder relatives Risiko? Um diesen wichtigen Unterschied zu verstehen, machen wir ein kleines Zahlenspiel:

Von 100 Hochrisikopatienten erkranken in den nächsten zehn Jahren vier. Durch die Behandlung mit einem neuen Medikament erkranken nur noch zwei.

Senkung des absoluten Risikos: von 4 % auf 2 %
Senkung des relativen Risikos: 50 Prozent

Welche Zahl macht den größeren Eindruck auf Sie?

Wow, 50 Prozent Risikosenkung – das ist phantastisch –, unbedingt machen! Aber schauen Sie genau hin: Würden Sie das Medikament einnehmen?

Leider ist es üblich, die Effekte von Medikamenten und Therapien als relatives Risiko zu präsentieren. Dies führt jedoch zur systematischen Überschätzung der Wirksamkeit medizinischer Behandlungen. Als Diskrepanz zwischen statistisch nachgewiesener Wirksamkeit und fehlendem Patientennutzen ist dieses Dilemma schon länger bekannt.[26] In einer Medizin, die aber vornehmlich Risikofaktoren behandelt, grenzt diese Mogelpackung an Selbstbetrug. Denn die Fehleinschätzung von Risiken ist genauso gefährlich wie nicht erkannte Symptome eines Herzinfarkts oder im Röntgenbild übersehene Tumore.

Wir können den Trick aber auch umgekehrt anwenden und dadurch Risiken größer erscheinen lassen. Mit der Schlagzeile »Fleischfreunde sterben früher« sorgte eine Untersuchung der WHO für große Aufregung, in der Menschen, die keine Wurst essen, ein Darmkrebsrisiko von 5 Prozent hatten und Wurstesser ein Risiko von 5,9 Prozent. Absolut betrachtet liegt der Unterschied nicht mal einen Prozentpunkt höher. Der relative Unterschied beträgt hingegen satte 18 Prozent. Das ist nicht falsch, aber eben doch irreführend. Somit erscheinen im Umkehrschluss also auch die Gefahren unterlassener Therapien oder Verhaltensempfehlungen übermäßig groß, wenn Erkrankungsrisiken überschätzt werden.[27]

Überversorgung und therapeutischem Aktionismus sind damit Tür und Tor geöffnet. Denn leider schneiden auch Ärzte immer wieder schlecht ab, wenn es um die Einschätzung von Wahrscheinlichkeiten und Risiken geht.[28] Aber wenn statistischer Analphabetismus weit verbreitet ist, wer klärt dann Patienten über mögliche Therapieeffekte auf?

Machen Sie es sich daher zur Angewohnheit, wann immer Sie mit Risikoangaben konfrontiert werden, zu fragen, was diese genau bedeuten. Wer nämlich mit relativen Risiken argumentiert, überschätzt den Nutzen medizinischer Maßnahmen dramatisch. Ein hohes Risiko für eine bestimmte Erkrankung rückt Sie zwar näher an die Erkrankung heran. Aber ein Risiko selbst ist eben noch keine Krankheit. Wenn Sie sich mit Ihrem Arzt nicht über den zu erwartenden Therapieeffekt einigen können, wird es schwer mit der gemeinsamen Entscheidungsfindung. Alles, was Sie und Ihr Arzt dann miteinander teilen, ist das Risiko unverstandener Risiken.

Dick, aber gesund

Das beste Beispiel für die Uneindeutigkeit vieler Gesundheitsrisiken entfaltet sich direkt vor unseren Augen: Die Welt wird immer dicker! Zwischen 1975 und 2014 hat sich das Leben auf unserem Planeten grundlegend verändert, von einem Ort der Unterernährung zu einem Ort, an dem es mehr übergewichtige als untergewichtige Menschen gibt.[29]

Auch Deutschland ist zu dick. Sie haben sicherlich schon von der Fettleibigkeitswelle oder der Adipositas-Epidemie gehört: Mehr als 50 Prozent der Bundesbürger sind übergewichtig, und etwa 20 Prozent sind adipös. Zur Einteilung in diese Kategorien dient der Body-Mass-Index (BMI), berechnet als Körpergewicht [kg] dividiert durch Körpergröße im Quadrat [m^2]. Übergewicht beginnt ab einem BMI ab 25 kg/m^2 und Adipositas ab 30 kg/m^2. Obwohl viele Menschen dick sind, hat die Fettleibigkeit keinen guten Ruf: Krank, faul und dumm, so lauten gängige Vorurteile rund ums Übergewicht. Weitaus schlimmer sind die körperlichen XXL-Schäden: Schlafstörungen, Impotenz, verstopfte Arterien und Herzen, kaputte Rücken, knirschende Knie, Diabetes, Krebs, Demenz und Depression – nichts bleibt vom Fett verschont –, mit über 60 Begleiterkrankungen steht Adipositas im Zusammenhang. Aber ist die Fettepidemie tatsächlich so gefährlich für unsere körperliche und geistige Gesundheit?

Um die Gesundheitsrisiken von Übergewicht besser zu verstehen, müssen wir genauer hinschauen. Auf Grußkarten ist der Weihnachtsmann in den letzten Jahrzehnten immer schlanker geworden, Biene Maja ist weniger pummelig als früher, und auch Politiker haben abgespeckt. Unsere Abneigung gegen das Fett scheint recht groß zu sein. Aber entgegen dem verbreiteten Vorurteil ist Übergewicht keinesfalls mit einer generell höheren Sterblichkeit verbunden. Für einige Erkrankungen birgt Übergewicht im Vergleich zum Normalgewicht zwar ein erhöhtes Risiko, für andere hingegen ein geringeres oder unverändertes Risiko.[30] Nach schweren Operationen, Schlaganfällen oder bei Krebs haben Übergewichtige zum Beispiel ein geringeres Sterberisiko. Warum das so ist, wissen wir noch nicht. Nur einen Fachbegriff gibt es schon für die Beobachtung, dass Dicksein in einigen Fällen auch Vorteile haben kann: Adipositas-Paradox. Dazu zählen auch Menschen, die fettleibig, aber gesund sind und als »happy obese« bezeichnet werden. Überhaupt haben 40 Prozent der Normalgewichtigen ähnliche Stoffwechselprobleme wie übergewichtige Menschen.

Damit ist klar, dass »dick« nicht gleich »krank« bedeutet und »dünn« nicht zwangsläufig gesund. Auch verändert sich das Körpergewicht im Laufe des Lebens. Im mittleren Alter ist ein BMI von 27 kg/m^2 mit der geringsten Sterblichkeit verbunden und im hohen Alter ein BMI zwischen 25 und 30 kg/m^2.[31] Diese Ergebnisse stellen die lebenslange Einteilung in feste Kategorien wie

»Normalgewicht« oder »Übergewicht« grundsätzlich in Frage. Auch die vielbeschriebene Fettleibigkeitswelle ist mit einem nüchternen Blick auf die Zahlen nur schwer zu erkennen. Zumindest in Deutschland hat sich die Verbreitung von Übergewicht (BMI $25-30$ kg/m^2) in den letzten 15 Jahren wenig verändert.

Übergewicht 1999: 48 Prozent
Übergewicht 2013: 52 Prozent

Eine anrollende Fettleibigkeitswelle sieht jedenfalls anders aus. Klar gibt es auch Medikamente gegen Übergewicht, aber die helfen nicht wirklich.[32] Trotz intensiver Forschung ist die Entwicklung von Diätpillen keine Erfolgsgeschichte. Die Medikamente wirken zwar, aber die Nebenwirkungen sind so stark, dass sie den Nutzen der Behandlung in den Schatten stellen. Es kommen zwar immer wieder neue Medikamente auf den Markt, aber die meisten verschwinden schnell wieder. Viele Patienten tauschen nämlich nur ungern ein paar Pfunde gegen Nebenwirkungen wie Depressionen, Angstzustände oder Bluthochdruck ein.

Der letzte Schrei im Kampf gegen Adipositas ist aber die bariatrische Chirurgie. Dabei wird der Magen operativ so stark verkleinert, dass die Patienten von einer Handvoll Müsli so satt sind wie einst von einem ganzen Schweinebraten. In den darauffolgenden zwei Jahren verlieren sie sehr schnell an Gewicht, aber danach bewegt sich die Nadel an der Waage kaum mehr nach links. Hinzu kommen häufig Depressionen aufgrund der radikalen Lebensumstellung. Der persönliche Hintergrund ist also entscheidend. Magen-Bypass oder Schlauchmagen können Ihnen zwar einige Lebensjahre schenken, aber der Eingriff bedeutet eine erhebliche Lebensumstellung. Deshalb sollte eine Operation immer die letzte Option sein, nachdem klassische Therapien wie Sport, Ernährungsumstellung oder eine Verhaltenstherapie erfolglos verlaufen sind.

Zugegeben, wir leben in einer Welt, die auf Gewichtszunahme ausgelegt ist: Überall und zu jeder Zeit gibt es Kalorien im Überfluss, unser Alltag ist bewegungsärmer als je zuvor, und der allgemeine Wohlstand hat Hunger inzwischen zu einem Privileg gemacht (Hunger heißt jetzt »Askese« und wird vornehmlich von urbanen Trendsettern gepflegt).

Deshalb ist Übergewicht ein weltweit universelles Phänomen. In allen Wohlfahrtsgesellschaften stieg die Zahl der Übergewichtigen in den letzten 30 bis 40 Jahren. Neben der herkömmlichen Erklärung, dass es sich dabei jeweils um eine landestypische Mischung aus globalen Trends und regionalen Bedingungen handelt[33], gibt es auch neue interessante Hypothesen. Zum Beispiel: Adipositas als Stressantwort. Vielleicht ist Fettleibigkeit nämlich nur eine Anpassung an ein Leben in Konkurrenz, Unsicherheit und Stress. Vor dem pausenlosen Alarm erhöhter Stresshormonspiegel schützen wir uns dann mit zusätzlichen Kilos. Denn das Organ mit dem höchsten Energieverbrauch ist unser Gehirn. Es beansprucht ganze

40 Prozent unserer Energie. Weil unser Körper durch Vorfahrtsregeln sicherstellt, dass das Gehirn niemals unterversorgt wird, ist unsere gesamte Biologie auf Gewichtszunahme ausgerichtet. Alles in uns und vor allem das egoistische Gehirn wehren sich also gegen jeglichen Gewichtsverlust. Damit hätten wir keine Epidemie der Fettleibigkeit, sondern eine Stressepidemie.

Die genauen Mechanismen dieser Hypothese sind aber genauso unbekannt wie die Erklärung für die Beobachtung, dass Menschen trotz ähnlicher Lebensbedingungen unterschiedlich dick werden oder einige Menschen mit Übergewicht eben völlig gesund sind. Auch wenn sich inzwischen viele Kliniken mit Spezialbetten für XXL-Patienten aufrüsten und Bestatter zunehmend klagen, dass Übergewichtige häufig nicht mehr in die Standardsärge passen, sollten Sie sich über ein klein wenig Hüftgold keine unnötigen Gedanken machen und Idealgewicht nicht mit Wohlfühlgewicht verwechseln.

VIP-Syndrom & Schläfer – die richtige Medizin für den falschen Patienten

Es gibt eine Gruppe von Patienten, die beim Arzt niemals den folgenden Satz hören wird: »Ich kann bei Ihnen leider nichts finden. Sie haben nichts.« Die Rede ist von privatversicherten Patienten. Denn ausgerechnet Privatpatienten tragen das höchste Risiko, am VIP-Syndrom zu leiden: mehr Arztkontakte, mehr Diagnostik und mehr Behandlungen. Egal, ob krank oder gesund – unabhängig vom tatsächlichen Gesundheitszustand ist diese Patientengruppe besonders anfällig für Überversorgung. Obwohl weniger als zehn Prozent der Deutschen privatversichert sind, gehen Schätzungen davon aus, dass viele Ärzte bis zu 30 Prozent ihrer Einnahmen durch Privatpatienten erzielen. Das kann aber nur funktionieren, wenn die paar Privatpatienten besonders viel ärztliche Zuwendung erfahren. Dann schickt der Hausarzt den privatversicherten Patienten mit Rückenschmerzen zur »weiteren Abklärung« zum Orthopäden, der untersucht erneut, schickt den Patienten zur MRT-Untersuchung und überweist ihn weiter zum Neurologen. Weil aber zwei Wochen bis zum Termin vergehen, sind die Rückenschmerzen zwischenzeitlich verschwunden. Es war doch nur eine Muskelverspannung. Auf diesen und unendlich vielen anderen Wegen bekommen Privatpatienten mehr Diagnostik, mehr Laboruntersuchungen und mehr Therapien, als ihnen eigentlich guttun.

Exakt das Gegenteil vom VIP-Syndrom sind die »Schläfer«. Es gibt nämlich erstaunlich viele kranke Menschen, die nur deshalb nicht zum Patienten werden, weil sie schlichtweg nicht zum Arzt gehen. Im Jahr 2013 begaben sich 21 Prozent der gesundheitlich beeinträchtigten Personen trotz ihrer Beschwerden nicht in ärztliche Behandlung.

Diese Form der freiwilligen Unterversorgung trifft vor allem Menschen mit psychischen Erkrankungen. Obwohl Depression, Sucht, Burn-out und Angststörungen inzwischen als »Volkskrankheiten« gelten und zum zweithäufigsten Grund für Fehltage am Arbeitsplatz geworden sind (obendrein mit der längsten Fehldauer), fehlt es an flexiblen und schnellen Versorgungsangeboten. Steigende Erkrankungszahlen, lange Wartelisten, endlose Telefonschleifen. Im Gegensatz zur Überversorgung meint Unterversorgung also solche medizinischen Maßnahmen, für die es tatsächlich einen Bedarf gibt und sogar einen Nachweis der therapeutischen Wirksamkeit bzw. des Nutzens, die aber trotzdem nicht durchgeführt werden.

So haben zwar viele psychisch Erkrankte ein Therapierezept, aber noch mehr warten auf einen Therapieplatz. Und das mitunter sehr lange. Durchschnittlich sechs Monate vergehen zwischen der ersten Terminanfrage und dem Beginn der Behandlung. Viele bekommen lediglich Medikamente, aber keine Psychotherapie. Bei schweren Depressionen wird Schätzungen zufolge über die Hälfte der Patienten unzureichend behandelt.

Natürlich hofft jeder, von so einem Schicksal verschont zu bleiben. Aber mit der Vorstellung, dass die eigene Schwester, das Kind oder ein Elternteil betroffen sein können, wirkt die Zahl, dass jeder Zweite nicht gut behandelt wird, schon deutlich beunruhigender. Die Hauptursache dieses Engpasses ist eine veraltete Versorgungsstruktur. Die Zahl praktizierender Psychotherapeuten wurde zuletzt im Jahr 1999 im Rahmen des Psychotherapeuten-Gesetzes diskutiert und gesetzlich festgelegt. Den Veränderungen der letzten 20 Jahre und der aktuellen Nachfrage wird diese Bedarfsplanung inzwischen aber nicht mehr gerecht. Verschärft wird die Situation durch regionale Unterschiede. In ländlichen Regionen ist es noch schwerer als in Städten, einen Therapieplatz zu erhalten. Beim Thema psychotherapeutische Unterversorgung geht es aber nicht nur um eine Steigerung der Behandlungszahlen, sondern vor allem um eine gezielte und passgenaue Behandlung. Auch für viele Herz- und Krebskranke wären kurzfristige psychotherapeutische Begleitungen sinnvoller, anstatt sich nach einem halben Jahr Wartezeit mit verschütteten Kindheitsmustern auseinanderzusetzen.

VIP-Syndrom und Schläfer sind aber nur die Spitze des Eisbergs der Über- und Unterversorgung. Als Arzt-Weltmeister sind wir *alle* zuwendungsgefährdet. Durchschnittlich geht jeder Deutsche jährlich 18-mal zum Arzt. Ältere Patienten sehen ihren Arzt mitunter 50- bis 60-mal im Jahr. Unsere Nachbarn in Dänemark oder den Niederlanden gehen nur etwa sechs- bis siebenmal jährlich zum Arzt und leben trotzdem genauso lange wie wir. Daran können wir erkennen, dass die Grenzen sinnvoller Medizin irgendwo zwischen der Überversorgung Leichtkranker und der Unterversorgung Schwerkranker verlaufen.

Bittere Pillen

Begleitet wird das Thema Überversorgung von der Beobachtung, dass wir immer mehr Geld für Medikamente ausgeben und immer mehr Medikamente einnehmen. Weltweit stiegen die Ausgaben für Arzneimittel zwischen 2014 und 2015 um neun Prozent, ein höherer Anstieg als für das gesamte Gesundheitssystem und das allgemeine Wirtschaftswachstum zusammen. Zuletzt haben die Krankenversicherungen in Deutschland im Jahr 2015 knapp 35 Milliarden Euro für Arzneimittel ausgegeben. Der stärkste Kostentreiber war dabei, laut Arzneimittel-Atlas, der Mehrverbrauch. Das bedeutet, dass eine gleichbleibende Anzahl von Patienten mehr Arzneimittel verbraucht. Inzwischen schlucken über 60 Prozent der älteren Menschen täglich fünf oder mehr Pillen. In Krankenhäusern gelten weniger als fünf verschiedene Präparate schon als Ausnahmefall.

Aber warum schlucken wir so viele Pillen?
Mehr ältere Menschen mit mehr chronischen Erkrankungen bedeuten mehr Menschen, die mehr Medikamente einnehmen. Das zeigt sich auch in der regionalen Verteilung der Arzneimittelkosten. Wo besonders viele ältere Menschen leben, wird besonders viel verschrieben.

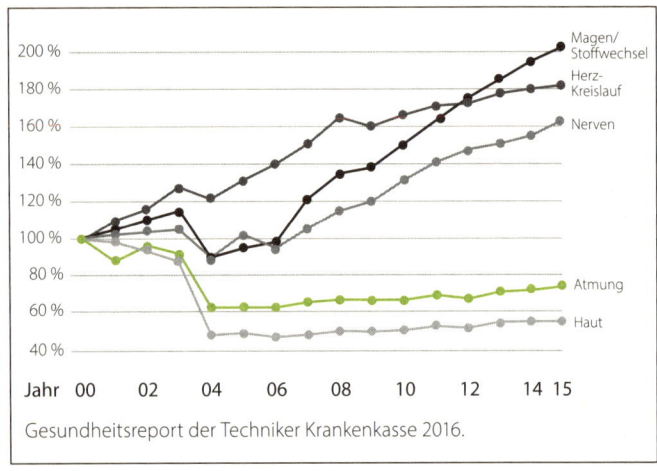

Entwicklung verschriebener Medikamente 2000 – 2015.

Deshalb ist Mecklenburg-Vorpommern Spitzenreiter bei den Arzneimittelausgaben, obwohl die Ostseeluft so gesund sein soll. Dagegen fallen die geringsten Arzneimittelkosten je Versicherten in Bayern an.

Hinzu kommen solche Medikamente, die viele Patienten auf eigene Faust einnehmen. Husten- und Erkältungsmittel, Schmerzmittel, Vitamine, Schlankheitspillen, Viagra, Haarwuchsmittel und vieles mehr – auch gerne aus der Lifestyle-Apotheke namens Internet. Dort gibt es dank weltweitem Versandhandel eigentlich nichts, was es nicht gibt. Nur leider sind die Medikamente aus dem Internet oft nicht sicher. Die Weltgesundheitsorganisation (WHO) schätzt, dass etwa die Hälfte der Medikamente im Internetverkauf gefälscht ist. So gefährden veränderte Wirkstoffe, reduzierte Wirkstoffmengen oder

»verlängerte« Haltbarkeitsdaten die Arzneimittelqualität und die Patientensicherheit. In Ihrer Apotheke vor Ort oder einer seriösen Internetapotheke sind Sie jedenfalls sicher vor Fälschungen. Für Ihre nächste Bestellung im Internet finden Sie ein Verzeichnis geprüfter und zugelassener Versandapotheken beim Deutschen Institut für Medizinische Dokumentation und Information (DIMDI) unter »Registrierte Arzneimittelhändler«.[34]

Das gesamte Arzneimittelverzeichnis, auch bekannt unter dem Namen »Rote Liste«, enthält knapp 9.000 Einträge. Aus dieser Liste wählt Ihr Arzt die Medikamente aus, die er Ihnen verschreiben kann. Bitte also nicht wundern, dass wir Ärzte nicht alle Medikamente auswendig kennen. Wegen der vielen verschiedenen Hersteller ist die Zahl der unterschiedlichen Wirkstoffe aber wesentlich geringer. Auch werden die meisten Medikamente nur selten angewendet. Deshalb stammen etwa 90 Prozent der verschriebenen Medikamente aus einem »kleinen Kreis« von nur 2.000 Arzneimitteln (immer noch genug, um sie *nicht* auswendig zu können). Ist einer dieser »Klassiker« aber erst mal verschrieben, dann werden sie selten wieder abgesetzt. Natürlich möchte Ihr Arzt sicher sein, dass Sie die Behandlung bekommen, die Sie brauchen. Diese Fürsorge schießt aber leider oft über das Therapieziel hinaus. Viele Patienten nehmen dann unnötig weiterhin Medikamente ein, obwohl die gewünschten Werte beispielsweise für Blutdruck oder Blutzucker längst erreicht sind.[35] Eine aktuelle Studie hat beobachtet, dass bei weniger als einem Viertel der älteren Patienten die Dosis bzw. Häufigkeit der Medikamenteneinnahme reduziert wurde, obwohl die Hälfte das Therapieziel bereits erreicht hatte.

Der Grund für dieses Viel-hilft-viel ist einfach: Niemand weiß, wie eine wirksame und angemessene Therapie bei multimorbiden älteren Menschen aussehen müsste. Unser medizinisches Wissen zu den Wirkungen von Medikamenten basiert nämlich auf Studien mit jungen, gesunden und unbehandelten Probanden.

Teilnehmer an Medikamentenstudien sind zu …

- 81 Prozent gesunde Patienten (Ausschluss erkrankter Patienten)
- 72 Prozent junge Patienten (Ausschluss alter Patienten)
- 54 Prozent pillenfreie Patienten (Ausschluss medikamentierter Patienten)

Dadurch sind unsere Medikamentenstudien aber so weit vom klinischen Alltag und den durchschnittlichen Patienten entfernt, dass deren Ergebnisse nur wenig mit den Bedingungen zu tun haben, unter denen die untersuchten Medikamente später eingesetzt werden.[36] Denn in der Realität werden hauptsächlich mehrfach erkrankte, ältere Menschen, die verschiedenste Medikamente einnehmen, medizinisch versorgt.[37,38] Deswegen versuchen wir in der Forschung, neue Wege zu gehen und den Einfluss medizinischer Behandlungen unter Alltagsbedingungen zu ergründen, zum Beispiel mit Hilfe von Patientenregistern, die sowohl von Ärzten als auch von Patienten regelmäßig mit Daten gefüllt werden.

Welche Medikamente sind im hohen Alter wirklich notwendig? Wie müssen sie aufeinander abgestimmt werden, und was ändert sich am Pillenmix, wenn mehrere Erkrankungen vorliegen? Die Forschung rund um diese Fragen steht noch ganz am Anfang.

Wenn sich aber jeder der 52 verschiedenen Fachärzte nur auf sein jeweiliges Fachgebiet konzentriert, kaum mit anderen Ärzten spricht und einmal verschriebene Medikamente nicht wieder abgesetzt werden, ist das gefährlich. Insgesamt betreffen drei Viertel aller schädlichen Arzneinebenwirkungen über 70-jährige Patienten. Denn mehr Medikamente bedeuten mehr unbekannte Nebenwirkungen und mehr Fehldosierungen. Für den Großteil der Medikamentennotfälle älterer Patienten sind aber weniger riskante oder falsche Medikamente verantwortlich. Vielmehr sind es unbeabsichtigte Überdosierungen gewöhnlicher Medikamente wie Blutverdünner, Insulin oder Blutzuckersenker, die zu Krankenhauseinlieferungen führen.[39]

Neben den folgenden Tipps zur sicheren Medikamenteneinnahme sollten Sie daher, unabhängig von Ihrem Alter, für *jedes* Medikament ein realistisches Therapieziel haben, dieses regelmäßig überprüfen und das Medikament bei Erreichen des Therapieziels auch wieder absetzen.

Als würde es den demographischen Wandel gar nicht geben: In Deutschland leben inzwischen mehr als 4,5 Millionen über 80-Jährige, aber das spezielle Wissen zur Versorgung dieser Hochbetagten fehlt in vielen Bereichen. Immerhin wurde in Deutschland nach internationalem Vorbild eine *Schwarze Liste* mit Arzneimitteln veröffentlicht, die für ältere Patienten eher ungeeignet bzw. potentiell schädlich sind. In dieser PRISCUS-Liste werden insgesamt 46 kritische Arzneimittel aufgeführt. Nur leider ist sie seit ihrem Erscheinen im Jahr 2010 nicht mehr aktualisiert worden.[40] Etwas anderes als solche vereinzelten Anstrengungen gibt es bisher leider nicht. Wir brauchen aber eine gezielte Entwicklung von Versorgungsmodellen für mehrfach chronisch erkrankte, ältere Menschen. Sonst werden wir auch weiterhin mehr Geld für unnötige Medikamente ausgeben und bittere Pillen schlucken, die im besten Fall wirkungslos und im schlimmsten Fall schädlich sind.

So nehme ich meine Medikamente sicher ein[41]

1. Führen Sie eine Liste aller Arzneimittel, die Sie derzeit einnehmen bzw. anwenden.
2. Legen Sie die Liste bei jedem Arztbesuch vor.
3. Nehmen Sie die Liste Ihrer Arzneimittel auch mit, wenn Sie in der Apotheke Ihr Rezept einlösen oder ein Arzneimittel ohne Rezept kaufen.
4. Beachten Sie alle gegebenen Hinweise zur Einnahme bzw. Anwendung Ihrer Arzneimittel.
5. Achten Sie darauf, ob neue Beschwerden auftreten.
6. Beachten Sie bitte neue akute Erkrankungen bei bereits bestehender Dauertherapie.
7. Beachten Sie auch: Arzt und Apotheker sind in vielen Fällen gesetzlich verpflichtet, Ihnen bei gleichem Wirkstoff ein preisgünstiges Arzneimittel zu verordnen bzw. abzugeben. Es kann sein, dass Medikamente anders verpackt sind oder anders aussehen.
8. Vergewissern Sie sich, dass Sie alle Informationen richtig verstanden haben.

Nahrungsergänzungsmittel – wirkungslos, aber teuer

Haben Sie auch einen Bekannten, der von den wunderbaren Wirkungen von Nahrungsergänzungsmitteln schwärmt? Noch nie habe er oder sie sich besser gefühlt, seitdem er oder sie angereichertes, hochgradig bioverfügbares, aus den Tiefen des Indischen Ozeans stammendes mineralisiertes Magnesium einnimmt. Aber seien Sie beruhigt: Als gesunder Mensch können Sie mit gutem Gewissen auf Nahrungsergänzungsmittel verzichten. Egal, ob Pulver, Tabletten, Riegel oder Kapseln – wenn Sie keiner Risikogruppe angehören, also nicht schwer krank sind, schwanger oder im olympischen Kader trainieren, können Sie Ihren Bedarf an Nährstoffen, Vitaminen und Mineralstoffen problemlos über eine ausgewogene Ernährung decken. Auch als Hobbysportler brauchen Sie trotz körperlicher Anstrengung keine speziellen Zusatzprodukte. Protein-Shakes, Fitness-Müsli und Power-Riegel müssen nicht auf den Speiseplan. Alles, was Ihr Körper braucht, ist in normalen Lebensmitteln enthalten. Auch über die Vielfalt des Nahrungsmittelangebots muss sich dank prall gefüllter Supermarkt-Regale niemand Sorgen machen. Und wer ab und zu vor die Tür geht und einige Zeit unter freiem Himmel verbringt, bekommt selbst bei geschlossener Wolkendecke genug UV-Strahlung ab, um die körpereigene Vitamin-D-Produktion anzukurbeln.

Wir drehen den Spieß deshalb einfach mal um. Eigentlich muss die Geschichte der Nahrungsergänzungsmittel als Geschichte des Mangels erzählt werden. Früher war zu wenig Vitamin C gleichbedeutend mit Skorbut, zu wenig Vitamin D führte zu Rachitis und bei Vitamin-A-Mangel drohte Erblindung, jede Erkrankung für sich ist keine sehr schöne Angelegenheit. Heute hingegen gelten Vitamine, Mineralstoffe und Antioxidantien wie Beta-Carotin, Vitamin A, C, E oder Selen – nach dem Motto »viel-hilft-viel« – als Krankheitsschutz und Voraussetzung für Gesundheit und Wohlbefinden. Ein Blick in die Fachliteratur zeigt jedoch deutlich, dass diese Präparate weder in der Prävention, also der Vorbeugung von Erkrankungen, noch bei der Verhinderung wiederkehrender Erkrankungen wirkungsvoll sind.[42,43] Rund um Nahrungsergänzungsmittel gibt es auch kein einziges Studienergebnis, das nicht von einer anderen Studie widerlegt wird. Insgesamt ist die Datenlage, verglichen mit dem reißenden Absatz von Nahrungsergänzungsmitteln, erstaunlich unklar. Wir wissen nicht, wie ungesund es ist, die empfohlene Tagesmenge dank künstlicher Präparate um das 50-fache zu überschreiten. Auch die Frage, wie viele Vitamine ein Erwachsener täglich braucht, ist nicht leicht zu beantworten. Die wissenschaftlichen Studien zu Mindestmengen sind teilweise sehr alt und methodisch unsauber. Trotzdem gelten viele Empfehlungen zur täglichen Mindestzufuhr noch heute. Weil also niemand die optimalen Vitaminmengen kennt, empfiehlt jedes Land unterschiedliche Tagesdosen. Zum Beispiel wirken in Großbritannien 40 mg Vitamin C gesundheitsförderlich, während es in Deutschland hingegen 100 mg sind.

Wenn Sie trotzdem den Verdacht einer Unterversorgung haben, sollten Sie einmal jährlich zum Bluttest antreten. So können Sie einen möglichen Nährstoffmangel genau erkennen und gezielt behandeln, anstatt alles einzunehmen, was das Drogerie-Regal hergibt. Denn unnötige Nahrungsergänzungsmittel können Ihre Gesundheit und Leistungsfähigkeit auch negativ beeinflussen.[44,45] Die meisten Menschen, die Nahrungsergänzungsmittel konsumieren, wissen nämlich gar nicht, ob sie tatsächlich unterversorgt sind. Studien zeigen immer wieder, dass nur die wenigsten ihren Ausgangswert kennen. So wie Ihr Arzt aber vor der Behandlung eines Bluthochdrucks den anfänglichen Blutdruck misst, ist es auch sinnvoll, vor der Einnahme zusätzlicher Vitamine und Mineralstoffe den Ausgangswert zu messen. Denn Überdosierungen scheidet Ihr Körper einfach wieder aus, wobei am Ende nur eines herauskommt: teurer Urin.

Medizinisch möglich, aber nutzlos und teuer

»Operiere nur, was Du selbst auch an Dir machen lassen würdest.« Diesen Leitsatz hat der berühmte Chirurg Theodor Billroth (1829 – 1894) seinen Kollegen schon vor langer Zeit hinterlassen. Er wurde beim Wort genommen. Bis heute schützen sich Ärzte besser vor unnötiger Medizin und lassen sich beispielsweise seltener operieren als der Rest der Bevölkerung. Weil aber auch alle anderen Menschen besser vor überflüssiger Medizin geschützt werden sollten, startete in den USA im Jahr 2011 die Initiative »Choosing Wisely«. Dabei haben sich Vertreter von über 70 medizinischen Fachgesellschaften versammelt und für ihren jeweiligen Fachbereich inzwischen über 470 Empfehlungen zur Verhinderung von Überversorgung formuliert. Die veröffentlichten Top 5 identifizieren die häufigsten unangebrachten oder nicht fachgerechten Maßnahmen, um so eine »weise Auswahl« medizinischer Behandlungen zu unterstützen.[46] Inspiriert von dieser Kampagne beschäftigten sich anschließend Ärzte aus Kanada und Großbritannien mit diesem Thema, bevor im vorletzten Jahr auch in Deutschland die Initiative »Klug entscheiden« startete.

Das Ziel ist überall dasselbe: die Vermeidung überflüssiger medizinischer Leistungen, die erbracht werden, obwohl ihre Unwirksamkeit wissenschaftlich nachgewiesen wurde. Kurzum, die Vermeidung von Überversorgung. Ob der Aufruf zu einer besseren und klügeren Medizin auch in Deutschland greift, wird sich zeigen. Derzeit ist »Klug entscheiden« noch eine Einzelaktion mit wenig Schlagkraft quer durch alle Fachgruppen und Ärzteverbände. Ob es eine erfolgreiche Kampagne wird, entscheidet sich letztlich daran, ob überflüssige Leistungen aktiv gestrichen werden.

Aus der Vergangenheit kennen wir viele Beispiele, in denen es Jahrzehnte dauerte, bis liebgewonnene diagnostische und therapeutische Maßnahmen aus Einsicht in die Nutzlosigkeit schließlich unterlassen wurden. Der zum Screening auf Prostatakrebs nutzlose PSA-Test ist nur eines dieser Beispiele, bei denen es wider aller Evidenz Jahrzehnte dauerte, bis der sinnvolle Verzicht die Praxis erreichte. Nicht viel anders, nur leider noch folgenreicher verhält es sich beim Einbau von Drahtgeflechten zur Aufweitung verengter Blutgefäße im Gehirn, den intrakraniellen Stents. Dieses operative Verfahren ist so minimal im Eingriff, präzise in der Durchführung und hochtechnisiert, dass es große Hoffnungen für die Behandlung von Schlaganfällen weckte. Doch in Studien schnitt der operative Einbau deutlich schlechter ab als die medikamentöse Behandlung. Denn die Stents verursachen erneute Schlaganfälle und erhöhen somit selbst das Sterberisiko.[47] Aber trotz der bekannten Risiken werden die Stents in Deutschland weiterhin eingebaut. Warum? Die Antwort besteht aus einer wilden Mischung verschiedenster Gründe: Anfechtung der Studienergebnisse (vielleicht gibt es ja Patientengruppen, die *doch* profitieren könnten), Widerstände beim Ausschluss der Leistung von der Erstattung durch die Krankenkassen (wenn der Eingriff nicht mehr bezahlt wird, fände er auch nicht mehr statt) und die Verteidigung der freien Therapiewahl (jeder Arzt möchte persönlich entscheiden, welche Patienten er wie behandelt).

Dieselbe Geschichte ließe sich übrigens auch für Gefäßstützen im Herzen erzählen. In Notfällen kann ein Herzkatheter zwar durchaus Leben retten – keine Frage –, aber dass die Eingriffe in Deutschland dreimal häufiger als in anderen Ländern vorgenommen werden, ist weder mit aktuellen Leitlinien vereinbar (diese geben strikt vor, welche Patientengruppen für Behandlungen in Frage kommen) noch mit der Anzahl akut kranker Menschen. Die Herzen der Deutschen sind nämlich nicht dreimal kränker, und wir haben auch nicht dreimal mehr Akutpatienten als anderswo. All diese Beispiele zeigen, wie schwer es ist, Risiken-Nutzen-Verhältnisse sauber nachzuweisen, in entsprechende Behandlungsrichtlinien zu überführen und zur Vermeidung von Überversorgung in der Praxis durchzusetzen.

Zusätzlich vereint alle Beteiligten im Gesundheitssystem grundsätzlich der Wunsch, medizinische Behandlungen zu *ermöglichen*, statt *vorzuenthalten*. Bestimmte Therapien aufgrund ihrer Nutzlosigkeit oder Schädlichkeit zu unterlassen fühlt sich deshalb oft wie ein Verbieten oder Wegnehmen an. Daher rütteln »Klug entscheiden« und andere Initiativen gegen Überversorgung so stark am ärztlichen Selbstverständnis und der allgemeinen Kultur im Gesundheitssystem. Denn bei allen medizinischen Tätigkeiten steht immer das »Machbare« im Vordergrund. Der Fokus in Studium, Weiterbildung und Praxis liegt fast ausschließlich auf diagnostischen und therapeutischen Möglichkeiten. Hingegen ist das »gezielte Unterlassen« der blinde Fleck einer Medizin, die therapeutischen Aktionismus lehrt, fördert und finanziell motiviert. Weil die Betrachtung von unnötigen, nicht sinnvollen oder gar schädlichen medizinischen Leistungen eben selten stattfindet, ist diese Perspektive noch sehr ungewohnt.

Inzwischen scheint es an vielen Stellen sogar, als würde die Medizin an ihrem eigenen Erfolg scheitern. Dank des medizinisch-technischen Fortschritts gibt es inzwischen mehr Behandlungen, Medikamente und Operationen, als irgendjemand braucht. Klug entscheiden bedeutet, unterscheiden zu können zwischen nützlich, unnötig und schädlich. Ganzkörper-Scans, umfangreiche Bluttests oder genetische Analysen nur deshalb durchzuführen, weil man es kann, wird Sie eher krank als gesund machen. Denn mehr unnötige Diagnostik produziert zuverlässig Messwerte außerhalb eines definierten »Normalbereichs« und fördert so mehr »Unnormales« zu Tage. Die entdeckten Normabweichungen verkürzen aber nicht Ihr Leben, sondern verursachen nur noch mehr sinnlose Behandlungen.

Wenn Medizin ein Land wäre

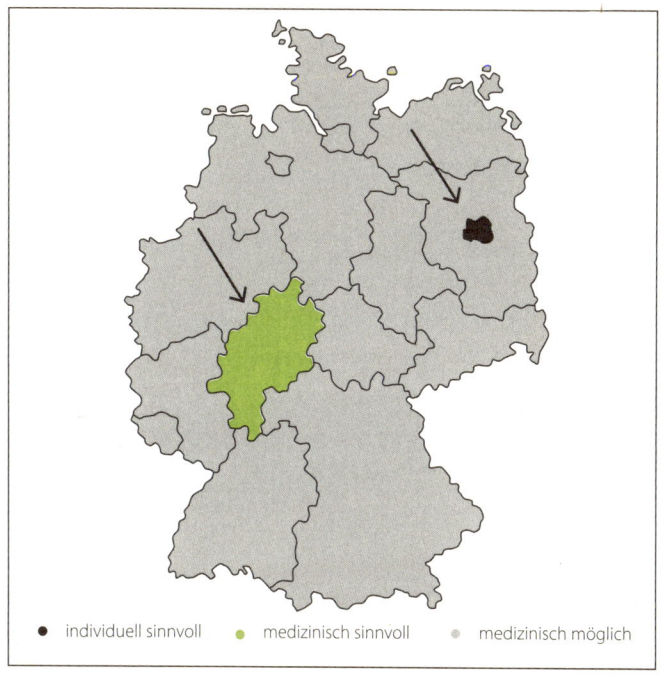

● individuell sinnvoll   ● medizinisch sinnvoll   ● medizinisch möglich

So verhindern Sie sinnlose Medizin

1. Informationen beschaffen: Viel Übermedizin entsteht durch doppelte Untersuchungen, wiederholte Diagnostik, unklare Verläufe und unbekannte Vorbefunde. Weil Ihren Ärzten für den direkten Kontakt untereinander die Zeit fehlt und solche Gespräche nicht vergütet werden, ist es Ihre Aufgabe, den Austausch persönlicher Gesundheitsinformationen zwischen Ihren Ärzten zu unterstützen. Zu diesem Zweck lassen Sie sich von Ihrem Arzt direkt einen Behandlungsbericht aushändigen oder zuschicken.

Als Patient haben Sie das Recht auf einen Behandlungsbericht Ihres Arztes. Diesen Bericht bewahren Sie gut auf und nehmen ihn zu Ihrem nächsten Termin beim Hausarzt oder zum Facharzt mit. So erfahren Ihre Ärzte voneinander, bekommen gegenseitig Einblick in Diagnosen, Behandlungen und Krankheitsverläufe und können auf dieser Grundlage unnötige Medizin besser verhindern.

2. Zweitmeinung einholen: Zwar bieten viele Krankenkassen eine Beurteilung Ihrer medizinischen Situation nach »Aktenlage« an, aber Vorsicht: Zweitmeinung ist nicht gleich Zweitmeinung. Der große Unterschied liegt im persönlichen Kontakt. Wenn Sie vor einer schwerwiegenden medizinischen Entscheidung stehen und einen großen Abklärungsbedarf haben, lohnt es durchaus, sich im direkten Arztgespräch persönlich vorzustellen.

Auf diese zehn Behandlungen können Sie verzichten

1. Antibiotika bei unkomplizierter, gewöhnlicher Erkältung

2. Antibiotika bei akuter Bronchitis (bei Patienten ohne chronische Lungenerkrankung)

3. Bildgebungsverfahren (CT oder MRT) zur Abklärung einer peripheren arteriellen Verschlusskrankheit (PaVK)

4. Bildgebungsverfahren (CT oder MRT) zur Abklärung allgemeiner Rückenschmerzen unter sechs Wochen Beschwerdedauer

5. Testosterontherapie aufgrund der einmaligen Messung eines niedrigen Testosteronspiegels

6. Blutverdünnung bei Patienten mit Vorhofflimmern, aber geringem Schlaganfallrisiko

7. Darmkrebs-Screening mittels Blutuntersuchung (fäkales okkultes Blut), wenn bereits eine Koloskopie erfolgte

8. Erhöhte Flüssigkeitsaufnahme (»viel trinken«), um die Nierenfunktion zu verbessern bzw. die »Nieren zu spülen«

9. Immunglobulin-G-Test zum Nachweis von Nahrungsmittelallergien

10. Nahrungsergänzungsmittel Vitamin D zum Schutz vor Knochenbrüchen[48].

Krank ist das neue Gesund

Um zur Wurzel der Überversorgung zu gelangen, springen wir zurück ins Jahr 2004. Damals wurde in Deutschland ein neues System zur Kostenerstattung im Gesundheitssystem eingeführt. Das als DRG (Diagnosis Related Groups) bezeichnete System war der Versuch, die steigenden Kosten unserer Gesundheitsversorgung mit Fallpauschalen zu deckeln. Wurde früher ein belegtes Bett vergütet, sind es seitdem die konkreten Leistungen am Patienten, die Geld bringen. Erstattet wird nur noch ein vorab festgelegter Fixbetrag, eine Pauschale, die für jede Klinik gleich hoch ist. Unterschieden wird ein Fall seither nur noch danach, ob er schwerer oder leichter behandelbar ist als der Durchschnitt der Behandlungsfälle. Entwickelt wurde das System der Fallpauschalen in den 80er Jahren in den USA, dann Anfang der 90er Jahre zur Kostenkontrolle und Kostensenkung in Australien eingeführt und ab 2000 schließlich als Grundlage des deutschen Modells verwendet. Über die Fallpauschalen wird seit ihrer Einführung heftig diskutiert. Sie sind aber im Grunde nur der Versuch, die Anzahl der Krankenhausbetten in Deutschland zu reduzieren, vorhandene Kapazitäten optimal auszulasten und explodierende Gesundheitskosten in einer alternden Bevölkerung zu verhindern.

Nur leider blieb der erhoffte Effekt bisher aus. Es existiert noch kein Nachweis, dass das DRG-System tatsächlich die Kosten im Gesundheitssystem senkt, die Behandlungsqualität verbessert oder die Sterblichkeit senkt. In Ländern mit entsprechenden Untersuchungen, wie etwa Großbritannien, hat sich die Sterblichkeit nach mehr als zehn Jahren Laufzeit des DRG-Systems jedenfalls nicht verändert.[47]

Stattdessen hat sich die Logik des DRG-Systems verselbständigt. Wir stehen heute vor der Situation, dass jeder Patient mit möglichst viel Medizin versorgt und maximal »ausgelastet« wird. Seitdem für alle medizinischen Leistungen genaue Punktwerte zur Abrechnung definiert sind, hängt nämlich an jeder Diagnose ein Preisschild. Damit entsteht die große Versuchung, genau die Diagnosen zu produzieren und Behandlungen anzuordnen, die den OP-Saal auslasten, leerstehende Betten belegen und hohe Tagessätze erzielen. Zu diesem Zweck ist ein völlig neues Berufsbild entstanden: der Case Manager. Ohne ihn kann in Deutschland inzwischen keine Klinik mehr überleben. Denn die Aufgabe eines Case Managers ist es, für jeden einzelnen Patienten den Versorgungsablauf zu optimieren und einen möglichst lukrativen Behandlungsmix zu identifizieren. Der Patient wird dadurch zu einer Art Diagnosepool, und die medizinische Versorgung richtet sich zunehmend nach ökonomischen Kriterien aus. Im Vordergrund steht daher meist eine »optimierte Diagnostik«, also Diagnosen genau so zu stellen, dass dabei »gute«, also kostenintensive Fälle herauskommen.

»Aus der Krankenfabrik« –
E-Mail eines Klinikdirektors

»Der ökonomische Monatsbericht kennt leider kein Sommerloch. Unser Ergebnis hat sich daher kumuliert weiter verschlechtert; wir liegen aktuell mit ca. 3,8 Mio. € hinter dem Plan. Unser Bemühen muss sich in den letzten Monaten des Jahres 2015 auf eine Begrenzung des Schadens richten.

Zu diesem Zweck habe ich Ihnen eine Analyse eines Beratungsunternehmens zur Leistungsentwicklung beigefügt. Aus dieser wird ersichtlich, dass uns insbesondere die schweren, CMI*-trächtigen Fälle fehlen – dies primär aus den Bereichen der Herzmedizin, der Hämatologie und der Traumatologie (Hirnverletzungen).

Ich darf Sie jedoch alle gleichwohl bitten, Ihren Beitrag zur Leistungsperformance zu leisten. Dazu gehört auch, dass über ein funktionierendes Einbestell- und Belegungsmanagement die Verweildauer der Patienten auf einem niedrigeren (aber nicht die untere Grenzverweildauer berührenden) Niveau gehalten wird.«

Der Spiegel, 51 / 2016, S. 17.

An dieser Stelle schreien viele: »Früher war alles besser.« Aber Rosinenpickerei gab es auch schon vor dem DRG-

---

* CMI bedeutet CaseMixIndex und ist ein Maß für die Schwere eines Krankenhausfalls: je mehr schwer behandelbare Fälle, desto mehr Geld verdient die Klinik.

System, nur eben weniger systematisch und konsequent als in Zeiten der Case Manager. Tatsächlich schlagen wir uns schon sehr lange mit falschen Anreizen und Fehlentwicklungen im Gesundheitswesen herum. Einst brach in der vietnamesischen Hauptstadt Hanoi eine Rattenplage aus. Daraufhin kamen die französischen Kolonialherren auf die Idee, für jede abgelieferte tote Ratte eine Prämie zu zahlen. Was glauben Sie, was dann passierte? Die Menschen fingen an, Ratten zu züchten.

Ganz ähnlich funktioniert ein Gesundheitssystem, das einen finanziellen Anreiz setzt, möglichst viele Krankheiten zu diagnostizieren, nur um sie behandeln und abrechnen zu können. So sorgte im Jahr 2011 eine grundlegende Reform der Geldströme im Gesundheitssystem dafür, dass Krankenkassen mit sehr kranken Versicherten mehr Geld aus dem Gesundheitsfonds bekommen als Krankenkassen mit gesunden Versicherten. Auch Ihren monatlichen Beitrag zur Krankenversicherung bekommt nicht mehr direkt Ihre Krankenkasse, sondern dieser landet nun in einem großen gemeinsamen Topf, dem Gesundheitsfonds. Die gesammelten Beiträge aller Versicherten werden anschließend zwischen allen Krankenkassen, abhängig vom Alter und Gesundheitszustand der Versicherten, umverteilt. Dieser Ausgleich sollte verhindern, dass Krankenkassen mit jungen und gesunden Versicherten im Vorteil sind gegenüber Krankenkassen mit alten und kranken Patienten. Doch was in der Theorie gut gedacht war, wurde von der Praxis schnell eingeholt. Wenn nämlich chronische Erkrankungen auf einmal besonders lukrativ sind, bestimmt die Diagnose des Arztes, wie viel

Geld eine Krankenkasse für den Patienten bekommt. Fortan begannen die Krankenkassen, die Ärzteschaft gezielt zu beeinflussen, indem sogenannte Codierberater die Ärzte dabei »unterstützten«, Erkrankungen analog (im Beratungsgespräch) und digital (durch spezielle Abrechnungssoftware) »korrekt« zu verschlüsseln, Diagnosen lückenlos zu dokumentieren und bestimmte Medikamente quartalsweise zu verschreiben (dann kann der Patient als Chroniker teurer abgerechnet werden). Allein im Jahr 2014 haben die Krankenkassen für diese Art der Beeinflussung eine Milliarde Euro ausgegeben. Zur freiwilligen Selbstanzeige kam es schließlich im Jahr 2015, als der Vorstandsvorsitzende der Techniker Krankenkasse die eigene und andere Krankenkassen beschuldigte, gezielt Diagnosen zu manipulieren, um mehr Geld aus dem Gesundheitsfonds zu bekommen. Wie stark der Anreiz ist, besonders viele der lukrativen chronischen Erkrankungen zu diagnostizieren, zeigt deren sprunghafter Anstieg in den letzten Jahren.

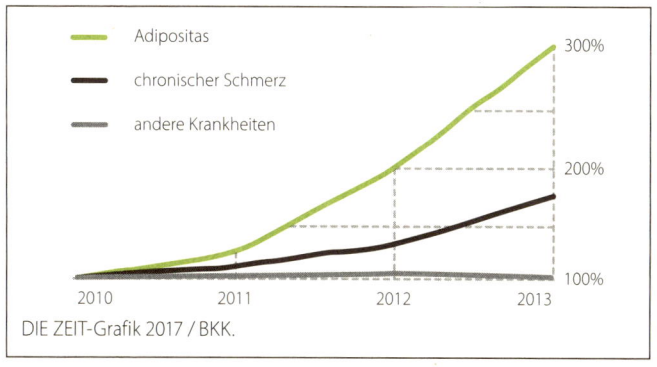

Ausgaben für chronische Erkrankungen steigen an.

Die Kostenexplosion bei Krankheiten wie Adipositas, Diabetes oder Depression ist jedenfalls kein Zufall. Es wäre doch sehr unwahrscheinlich, dass ausgerechnet diese Erkrankungen gerade in den letzten fünf Jahren so viel besser erkannt wurden. Wer Prämien auf tote Ratten oder teure Diagnosen gibt, braucht sich also nicht zu wundern.

Zeig mir, wo du wohnst, und ich sage dir, wie gesund du bist

Sie wollen länger leben? Dann ziehen Sie am besten nach Stuttgart oder Dresden. Während im bundesweiten Vergleich in Berlin und Mecklenburg-Vorpommern am frühesten gestorben wird (76,3 bzw. 76,5 Jahre), würden Sie in Baden-Württemberg oder Sachsen am meisten Lebensjahre genießen (78,7 Jahre). Diese Lebenslücke von mehr als zwei Jahren spiegelt vor allem unterschiedliche Lebensstandards zwischen den Bundesländern wider. Überraschend groß ist aber auch der Einfluss Ihres Wohnortes auf Ihre medizinische Versorgung: »Fünfmal mehr Bypässe in Siegen als in Jena, doppelt so viele Gebärmutterentfernungen im Emsland als in Aurich und viermal mehr operierte Leistenbrüche an der Mosel als in Regensburg«, veranschaulicht der Gesundheitswissenschaftler David Klemperer die Situation.

Aber warum entscheidet Ihr Wohnort nicht nur über den Zugang zu medizinischen Leistungen, sondern auch über die Häufigkeit bestimmter Behandlungen?

Die medizinische Versorgung in Deutschland ähnelt einem Flickenteppich. Im internationalen Vergleich ist das deutsche Gesundheitssystem nämlich ausgesprochen vielfältig, sozusagen bunt organisiert. Es gibt Krankenhäuser, Praxen und Ärzte, die öffentlich, halb-öffentlich, quasi-öffentlich oder pseudo-öffentlich in die Gesundheitsversorgung eingebunden sind. In Fachkreisen wird dieser Umstand als »Akteursheterogenität« bezeichnet. Das bedeutet, dass es in Deutschland keine gleichmäßige Versorgungslandschaft gibt. Aus diesem Grund existiert nirgendwo ein Gesamtüberblick des deutschen Gesundheitssystems. Zu kleinteilig, zu zergliedert, zu verwachsen … Das große Ganze *kann* deshalb niemand überblicken, geschweige denn genau beurteilen, wer zu viel Medizin macht und wer zu wenig. Wo hört Unterversorgung auf und wo fängt Überversorgung an? Trotz gleicher Diagnose, gleicher wissenschaftlicher Beweislage und gleicher Leitlinienempfehlung existieren quer durchs Land »unerklärliche« Variationen in der Diagnostik und Behandlung zwischen verschiedenen Ärzten, Kliniken und Regionen. Oft liegen die Unterschiede auch in der Behandlung einzelner Krankheitsbilder. Während Herz-Kreislauf-Erkrankungen beispielsweise eher überversorgt werden, sind psychische Erkrankungen deutlich unterversorgt. So erstreckt sich über das gesamte Bundesgebiet ein buntes Nebeneinander von Über-, Unter- und Fehlversorgung.

Deutscher Meister bei der Linksherzkatheteruntersuchung, einem Verfahren zur Darstellung der Herzkranzgefäße, ist zum Beispiel Bremen. Bei dieser Untersuchung führt der Arzt von der Leiste über ein größeres Blutgefäß einen Miniaturschlauch bis in das Herz des Patienten, um darüber Kontrastmittel in die Gefäße zu geben und diese in Echtzeit im Röntgenbild darzustellen. Auch wenn das sogenannte Kathetern inzwischen als Routineeingriff gilt, ist es trotzdem kein Spaziergang. Komplikationen können zum Beispiel zu einer Verletzung der Herzgefäße oder sogar des Herzens selbst führen. Durchgeführt wird der Herzkatheter deshalb nur bei Verdacht auf verengte oder verschlossene Gefäße, um Vorstufen eines Herzinfarktes zu entdecken. Bundesweit liegt der Durchschnittswert bei 1.117 Untersuchungen pro 100.000 Einwohner. Aber abhängig vom jeweiligen Bundesland bestehen teilweise erhebliche Schwankungen.

Während Einwohner in Bremen mehr als dreimal so oft kathetert werden wie im benachbarten Niedersachsen (2.865 vs. 922), bekommen Einwohner in Rheinland-Pfalz mit 881 Eingriffen am seltensten einen Kunststoffschlauch von der Leiste bis zum Herz geschoben.

Ähnlich große regionale Unterschiede gibt es für viele weitere Erkrankungen. So leben im wohlhabenden Süden doppelt so viele Menschen mit der Diagnose »Depression« wie in Norddeutschland. Dass im Süden aber auch vergleichsweise mehr Psychiater und Psychologen praktizieren und Diagnosen produzieren, wird in der Fachsprache als »angebotsinduzierte Versorgung« bezeichnet. Gemeint ist damit der offensichtliche Zusammenhang zwischen der Dichte von Anbietern (Ärzten und Krankenhäusern) und der Häufigkeit bestimmter medizinischer Leistungen. Mehr Ärzte bedeuten schlichtweg mehr diagnostizierte Kranke.

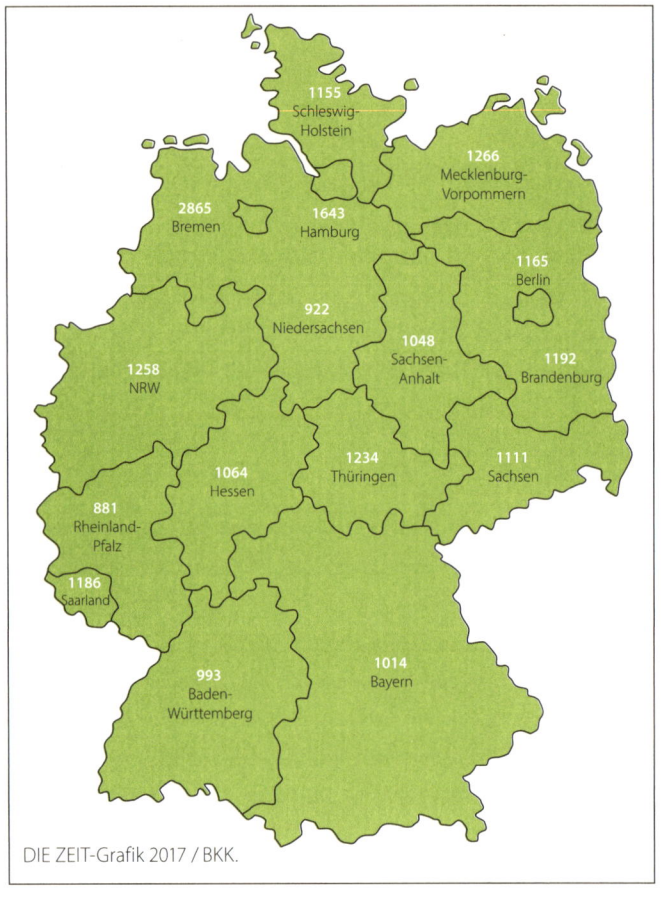

Untersuchungen am Herzen sind nicht gleich verteilt in Deutschland.

Sind die medizinischen Kapazitäten nämlich erst einmal vorhanden, schaffen sie unabhängig vom tatsächlichen Bedarf ihre eigene Inanspruchnahme. Nach dem Motto »Ein bestehendes Krankenhausbett ist ein belegtes Krankenhausbett« brachte der Versorgungsforscher Milton Roemer das Dilemma schon in den frühen 60er Jahren auf den Punkt: Ein Krankenhausbett wird allein aus dem Grund genutzt, weil es da ist. Das bedeutet: Je mehr Fachärzte, Krankenhausbetten, OP-Säle, MRT-Röhren und andere Gerätschaften zur Verfügung stehen, desto wahrscheinlicher ist deren unnötige Inanspruchnahme. Wenn jährlich etwa ein Viertel der Krankenhausbetten leer steht, dann steigt der Anreiz, in der Grauzone überfüllter Rettungsstellen und Notaufnahmen nach Patienten »zu fischen«, um diese stationär in die Klinik aufzunehmen. Wer nur einen Hammer hat, sieht schließlich überall Nägel.

Als Hauptstadt der Überversorgung gilt München: zu viele Ärzte, zu viele Praxen und zu viel Medizin, die weder nützlich noch notwendig ist. Gerade in überversorgten Großstädten entstehen dadurch unnötige und kostspielige medizinische Behandlungen, die nicht nur ethisch fragwürdig sind, sondern auch noch knappe Ressourcen verschwenden, die an anderer Stelle im Gesundheitssystem fehlen. Wenn Patienten auf die Intensivstation kommen, obwohl sie auch ebenso gut auf der Normalstation hätten versorgt werden können, dann werden genau die Betten mit leicht erkrankten bzw. schwer erkrankten Patienten belegt, die den Kliniken die höchsten Erträge einbringen. Dass Deutschland dreimal mehr Intensivbetten hat als unsere europäischen Nachbarn in Frankreich, Dänemark oder der Schweiz, macht die Sache nur noch verführerischer. Schließlich herrscht in Zeiten des allgemeinen Krankenhaussterbens ein so starker Wettbewerbsdruck, dass ein natürlicher Anreiz entsteht, fehlende Nachfrage eben künstlich zu erzeugen.

Die Vermutung, dass teilweise mehr Leistungen an den Patienten gebracht werden als medizinisch notwendig, gilt wissenschaftlich inzwischen als bestätigt. Auch wenn unbekannt ist, wie viele Ressourcen dadurch verschwendet werden, gehen Wissenschaftler davon aus, dass der Anteil nicht notwendiger medizinischer Maßnahmen in allen modernen Gesundheitssystemen vergleichsweise hoch ist.

Egal, wo Sie wohnen, diese drei Fragen schützen Sie vor Überversorgung

1) Welchen Nutzen hat die Untersuchung bzw. Behandlung?
2) Ist dieser Nutzen wissenschaftlich belegt?
3) Welche Risiken hat die Untersuchung bzw. Behandlung?

Zurzeit lässt sich der Einfluss Ihres Wohnortes auf den Umfang und die Qualität Ihrer medizinischen Versorgung nur grob abschätzen. Die wissenschaftlichen Bemühungen, regionale Variationen in der Gesundheitsversorgung bzw. in den Behandlungsstilen genauer unter die Lupe zu nehmen, sind noch sehr jung und recht zaghaft. Wie sehr es an Fakten mangelt, zeigt das Lieblingsthema der Deutschen: der Ärztemangel. International belegt Deutschland bei der Arztdichte (Arzt pro 100.000 Einwohner) einen der Spitzenplätze. Eigentlich haben wir gar keinen Ärztemangel. Im Gegenteil, die Anzahl unserer Ärzte ist in den letzten Jahren deutlich gestiegen:

Anzahl der Ärzte pro 100.000 Einwohner
im Jahr 1991:   304
Anzahl der Ärzte pro 100.000 Einwohner
im Jahr 2015:   456

Offensichtlich gibt es ausreichend Ärzte in Deutschland. Statt Ärztemangel haben wir aber ein Verteilungsproblem: Überversorgung in der Stadt – Unterversorgung auf dem Land. Der Ärzteatlas 2016 zeigt deutlich: Es gibt zwar genügend Ärzte, aber durch Überversorgung in einer Region entsteht Unterversorgung in einer anderen Region. Während in den Städten doppelt so viele Hausärzte praktizieren wie notwendig, sind es auf dem Land zu wenige. Wie alle anderen Menschen auch, ziehen immer mehr Ärzte in die Städte. Oder warum sollten Mediziner die einzigen Menschen sein, die gerne auf öffentlichen Nahverkehr, Breitband-Internetzugang, Kinos und Restaurants verzichten? Auf eine angeblich verwöhnte Ärzteschaft zu schimpfen, unwillig zu sein, in der Uckermark oder Jena-Paradies zu praktizieren, hilft bei der Suche nach Lösungen jedenfalls nicht weiter. Seit 2007 hat die Bundesregierung daher schon drei Versuche unternommen, das Verteilungsproblem per Gesetz zu beheben. Bisher mit geringem Erfolg. Stattdessen tobt der Kampf um die Definition von Unterversorgung. Denn wie dramatisch die Unterversorgung tatsächlich ausfällt, ist zum größten Teil das Ergebnis von Zahlenspielen. Dazu ein kleines Rechenbeispiel:

Einwohner pro Hausarzt:	671 (Zielwert = 100 %)
Einwohner in Deutschland:	80,6 Millionen
Benötigte Hausärzte:	48.000
Praktizierende Hausärzte:	43.200
Unterversorgung ab < 75 %	1 Region von 894
Unterversorgung ab < 90 %	89 Regionen von 894

Für die einen beginnt Unterversorgung schon ab 90 Prozent (ab 1.838 Einwohner pro Hausarzt), während die anderen 75 Prozent als Grenzwert anlegen (erst ab 2.089 Einwohner pro Hausarzt). Abhängig vom Grenzwert und dem Versorgungsgrad ergibt sich also ein jeweils völlig anderes Bild. Der inzwischen dritte Versuch, die ärztliche Landflucht zu stoppen, stammt aus dem Jahr 2015 und heißt »Versorgungsstärkungsgesetz«. Zusammen mit dem Krankenhausstrukturgesetz sollen diese beiden Gesetze dabei helfen, bundesweit eine »qualitativ hochwertige« und »patientengerechte« Versorgung zu gewährleisten. Wie genau das Patientenwohl aber durch konkrete Maßnahmen spürbar gesteigert werden soll, bleibt abzuwarten. Wenn Sie in der Zwischenzeit in einem übervollen Wartezimmer sitzen sollten, seien Sie aber trotzdem nicht beunruhigt. Selbst wenn Ihr Arzt viele Patienten behandelt, sagt das noch nichts über die Qualität der medizinischen Versorgung aus. Denn hohe Patientenzahlen bedeuten nicht zwangsläufig eine schlechtere Behandlung.

Weniger ist oft mehr – wirksame Medizin gegen die zehn häufigsten Erkrankungen

1. Bluthochdruck

Symptome: keine

Ursache: In neun von zehn Fällen finden Ärzte keine Ursache. Als Hauptverdächtige gelten Übergewicht, Rauchen, salzreiche Ernährung und Alkohol.

Diagnose: wiederholte Messung eines erhöhten Blutdrucks an verschiedenen Tagen.

Therapie: Nicht-medikamentöse Maßnahmen wie Gewichtsreduktion und salzreduzierte Ernährung. Blutdrucksenkende Medikamente werden nur eingesetzt, wenn Lebensstiländerungen nicht reichen.

2. Fettstoffwechselstörungen

Symptome: keine

Ursache: ungesunder Lebensstil mit fettreicher Ernährung und viel Alkohol.

Diagnose: Blutprobe plus Labortest, gefährlich ist ein Anstieg des »bösen« LDL-Cholesterins.

Therapie: Erstens eine Ernährungsumstellung und an

zweiter Stelle Medikamente, um die Blutfette zu reduzieren.

3. Rückenschmerzen

Symptome: Schmerzen im Schulter-Nacken-Bereich und
der Lendenwirbelsäule bei eingeschränkter Beweglich-
keit.
Ursache: In acht von zehn Fällen finden Ärzte keine
Ursache.
Diagnose: bildgebende Verfahren (CT & MRT).
Therapie: früher: Bettruhe; heute: körperliche Aktivität
(wenn nötig unter Schmerzmittel, weil Inaktivität und
Schonhaltungen alles nur noch schlimmer machen).
Selbst Bandscheibenvorfälle werden nur noch selten operiert, weil der Schmerz in den meisten Fällen nach sechs
Wochen wieder verschwunden ist. Gerade bei Schmerzen sind die Erwartungen an eine Operation sehr hoch,
aber nur etwa ein Drittel der operierten Patienten ist nach
18 Monaten schmerzfrei. Alle anderen gehören auch weiterhin zu den 70 Prozent der Deutschen, die einmal im
Jahr Rückenschmerzen haben. Die Popularität dieser
Volkserkrankung ist historisch betrachtet besonders inter-
essant, denn vor 100 Jahren wurden Rückenschmerzen
weder in der Fachwelt beschrieben noch in literarischen
Alltagsbeschreibungen des 19. Jahrhunderts erwähnt.

4. Typ-2-Diabetes

Symptome: Müdigkeit, Durst, Leistungsschwäche und
gestörte Wundheilung – weil die Symptome sehr allgemein sind, bleibt der Diabetes oft unbemerkt und lang-

fristige Schäden an Augen, Nieren und Herz können auftreten.

Ursache: Übergewicht

Diagnose: morgendliche Nüchtern-Messung des Blut-
zuckers »auf leeren Magen« und nach einer standardisier-
ten Mahlzeit.

Therapie: Ernährungsumstellung und Sport normalisie-
ren die Blutzuckerwerte meistens. Verschlechtert sich der
Zustand, helfen Tabletten, oder es muss eventuell Insulin
gespritzt werden.

5. Koronare Herzkrankheit

Symptome: Atemnot, Brustschmerzen, teilweise auch
symptomfrei.

Ursache: verengte Blutgefäße im Herz, als Risikofaktoren
gelten Bluthochdruck, Fettstoffwechselstörungen und
Typ-2-Diabetes.

Diagnose: Belastungs-EKG und Bildgebung der Herzkranzgefäße liefern Hinweise auf eine geringe Durch-
blutung des Herzens.

Therapie: Medikamente erweitern die verengten Gefäße
und erhöhen so den Blutdurchfluss im Herzen.

6. Schilddrüsenvergrößerung

Symptome: Größenzunahme der Schilddrüse, Schluck-
beschwerden, Kloßgefühl im Hals.

Ursache: meistens Jodmangel, seltener ein Angriff des
eigenen Immunsystems.

Diagnose: Ultraschall, Tastbefund und Szintigraphie (erlaubt Unterscheidung in heiße oder kalte Knoten).

Therapie: Wenn die vergrößerte Schilddrüse normal funktioniert, ist meist keine Therapie notwendig. Auch eine Operation ist selten notwendig.

7. Übergewicht

Symptome: Übergewicht selbst tut nicht weh, aber die langfristigen Schäden an Organen und am Muskel-Skelett-Apparat.

Ursache: Überernährung, Bewegungsmangel.

Diagnose: per Body-Mass-Index und Hüftumfang (Bauchfett ist besonders gefährlich).

Therapie: Eine Kombination aus Ernährungsumstellung und Sport hilft am besten. Welche Diät tatsächlich wirkt, weiß niemand. Wichtig ist vor allem, weniger zu essen. Bei Radikaldiäten überwiegen die kurzfristigen Risiken den langfristigen Nutzen (Achtung: Jo-Jo-Effekt). Operative Magenverkleinerungen sind zurzeit zwar stark in Mode, sollten aber das letzte Mittel sein.

8. Lebererkrankung

Symptome: Die häufigste Lebererkrankung ist die Fettleber, deren Entzündung im Spätstadium Schmerzen und Gelbsucht verursacht.

Ursache: Alkohol, Übergewicht und Typ-2-Diabetes.

Diagnose: Tastbefund und Ultraschall liefern Hinweise auf Leberveränderungen, eine Laboranalyse im Blut gibt Aufschluss über die Leberfunktion.

Therapie: Alkoholreduktion, Gewichtsreduktion, stabile Blutzuckerspiegel.

9. Depression

Symptome: Niedergeschlagenheit, Schlafstörungen, Interessenverlust, Appetitlosigkeit, Schuldgefühle.

Ursache: akute Belastungssituationen oder biologische Ursachen (veränderter Hirnstoffwechsel, Hormonhaushalt).

Diagnose: fachärztliches Gespräch, standardisierter Fragebogen.

Therapie: Psychotherapie, stimmungsaufhellende Medikamente, eventuell Lichttherapie.

10. Krampfadern

Symptome: knotig erweiterte Venen und Knöchelödeme.

Ursache: Angeborene Bindegewebsschwäche, in Kombination mit Übergewicht und Bewegungsmangel, lässt das Blut in den Beinen versacken.

Diagnose: Ultraschall der Beinvenen.

Therapie: Gewichtsreduktion, gezieltes Herz-Kreislauf-Training, pflanzliche Medikamente, operative Verfahren als letzte Option, um geschädigte Gefäße zu entfernen.

Keine Sorge um Ihre Gene

Dank Angelina Jolie hat inzwischen die ganze Welt von der Personalisierten Medizin gehört. Äußerst medienwirksam hat die berühmte Schauspielerin 2013 bekanntgegeben, Risikogene für Brustkrebs zu besitzen. Daraufhin unterzog sie sich einer beidseitigen operativen Brustentfernung. Das Risiko, an Brustkrebs zu erkranken, soll danach bei ihr von 87 Prozent auf fünf Prozent gesunken sein. Noch im selben Jahr kam es weltweit zu einem sprunghaften Anstieg in der Nachfrage entsprechender genetischer Tests. Dieser Effekt war auch in deutschen Kliniken spürbar und wird seitdem als *Angelina-Jolie-Effekt* bezeichnet.[50]

An diesem Beispiel sehen wir, was Personalisierte Medizin leisten soll: medizinische Therapien möglichst gezielt auf einzelne Patienten zuzuschneiden, um so die Wirksamkeit der Behandlung zu erhöhen, das Risiko von Nebenwirkungen zu senken und die Therapie insgesamt effizienter zu machen. Hinter dem Angelina-Jolie-Effekt steht aber auch die Bereitschaft, heute Patient zu werden, um morgen eine schwere Erkrankung zu vermeiden.

Das Versprechen lautet, dass ein immer tieferes Verständnis der genetischen und zellulären Vorgänge im menschlichen Körper uns gesünder macht. Zusammen mit deren IT-gestützter klinischer Anwendung kommen wir in den Genuss deutlicher Verbesserungen unserer persönlichen Gesundheit im Speziellen und unseres Gesundheitssystems im Allgemeinen. Der Treiber dieses Versprechens der Personalisierten Medizin ist die Entschlüsselung des Genoms vor knapp 20 Jahren. Voller Euphorie hieß es damals:

> »Am Ende der Leiter: eine Welt ohne Krankheiten. Die meisten Krankheiten haben genetische Auslöser. Je eher Wissenschaftler die DNS entschlüsseln, desto früher können sie Krankheitsursachen bestimmen und Behandlungsmethoden entwickeln.«
> Süddeutsche Zeitung, 11. 01. 1999.

Diese Euphorie ist inzwischen verflogen. Heute würde dieser Aufbruchsstimmung kein Wissenschaftler mehr ungeteilt zustimmen. Die Idee, dass jeweils ein Gen eine Erkrankung auslöst, gilt als überholt. Es gibt kein Krebsgen, Alzheimergen oder Depressionsgen. Je tiefer wir das menschliche Genom erforschen, desto komplexer und vielgestaltiger wird es. Selbst der Begriff »Gen« hat sich inzwischen aufgelöst, weil die Bauanleitungen unseres Genoms nicht in feste hintereinanderliegende Abschnitte eingeteilt, sondern kreuz und quer als Netzwerk verschaltet sind. Es wäre auch zu schön gewesen, das »Buch des Lebens« einfach von vorne nach hinten durchzulesen.

Vor diesem Hintergrund der neuesten Erkenntnisse gendiagnostischer Medizin ist selbst unter Ärzten umstritten, was genau Personalisierte Medizin eigentlich

bedeuten soll. Zurzeit bedeutet Personalisierte Hightechmedizin vor allem: sehr hohe Kosten bei unklarem
Nutzen. Diese Situation zeigt sich besonders deutlich in
der Personalisierten Krebsmedizin. Schon heute sind
Krebsmedikamente in Deutschland mit 4,4 Milliarden
Euro die umsatzstärkste Medikamentengruppe. Therapiekosten von jährlich über 100.000 Euro sind in der Krebsmedizin eher die Regel als die Ausnahme. Doch parallel
steigende Krebserkrankungszahlen und Medikamenten-
preise bringen weltweit Gesundheitssysteme an die Grenzen der Finanzierbarkeit. Deshalb wird zurzeit heftig
diskutiert, bis zu welcher Höhe Krebsmedikamente zukünftig bezahlbar sind oder sein sollten. Denn die neuen
Medikamente sind bis zu zehnmal teurer als ihre Vor-
gänger. Ob diese Preisentwicklung gerechtfertigt ist, wird
aber immer stärker bezweifelt. Die oberste Zulassungs-
behörde der USA, die FDA, fand für neu zugelassene
Krebsmedikamente in den Jahren 2009 bis 2013 jedenfalls
keinen Zusammenhang zwischen dem medizinischen
Nutzen und der Höhe des Verkaufspreises. Was nützt die
Personalisierte Medizin also dem einzelnen Patienten?

Aus drei Gründen ist es recht unwahrscheinlich, dass
die Personalisierte Hightechmedizin, außerhalb von sehr
speziellen Anwendungsgebieten, die allgemeine Gesundheit verbessern wird.[51]

1) Die biologischen Prozesse der Krankheitsentstehung
   sind auf molekularer Ebene beeindruckend komplex.
   Sie werden in absehbarer Zeit unser mechanistisches

Verständnis von Gesundheit und Krankheit übersteigen. Volkskrankheiten wie Übergewicht, Diabetes oder Krebs werden auf unendlich vielfache Weise genetisch reguliert.

2) Der genetische Anteil an diesen Volkskrankheiten ist zwar statistisch signifikant, aber immer noch sehr gering im Vergleich zum Lebensstil oder dem sozialen Umfeld und praktisch nicht relevant für die medizinische Behandlung einzelner Patienten. Selbst für eigentlich »einfache« genetische Erkrankungen wie der Sichelzellenanämie, die tatsächlich nur durch *ein* krankhaftes Gen verursacht wird (das bereits vor 60 Jahren entdeckt wurde), gibt es bislang keine wirksame Therapie.

3) Das Kerngeschäft der Personalisierten Hightechmedizin ist die Vorhersage zukünftiger Erkrankungsrisiken: »Auf Grundlage Ihres persönlichen genetischen Profils haben Sie im Alter von 80 Jahren eine erhöhte Wahrscheinlichkeit für Darmkrebs, Kurzsichtigkeit und Demenz.«

Um dieses zukünftige Risiko zu senken, soll die Prognose auf magische Weise zu einem gesünderen Lebensstil führen. Das Problem ist nur, dass Menschen ihr Verhalten nicht ändern. Hohes Risiko hin oder her – das Wissen über genetische Risikoanlagen führt nicht zum gesunden Lebenswandel.[52] Das war aber auch schon vor dem Zeitalter der Genetik klar: Oder warum raucht die Hälfte der Herzinfarktpatienten trotz Bypassoperation weiter?

Auch wenn es gute Gründe gibt, der Personalisierten Medizin hinsichtlich unserer allgemeinen Gesundheit zurückhaltend gegenüberzustehen, wird die Genetik zukünftig eine immer größere Rolle bei der Diagnostik und bei individuellen Behandlungsentscheidungen einnehmen. Zum Beispiel bei der Entscheidung über Chemotherapie bei Brustkrebs im Frühstadium. Von welchen Informationen sollte solch eine radikale Therapieentscheidung abhängig gemacht werden: Bildgebung? Laborwerte? Genetik?

Um die beste Informationsgrundlage für die Behandlungsentscheidung zu finden, kombinierte eine aktuelle Studie den herkömmlichen klinischen Befund mit einem genetischen Profil. Über die folgenden fünf Jahre wurden die vier Gruppen von Frauen dann je unterschiedlich behandelt. Am Ende starben Frauen mit hohem klinischen, aber geringem genetischen Risiko ohne Chemotherapie nicht früher als Frauen mit Chemotherapie. Auf Grundlage dieser Ergebnisse könnte, dank der genetischen Unterscheidung, etwa die Hälfte der Frauen auf eine Chemotherapie verzichten.[53]

Genetische Informationen können also zu mehr Therapieoptionen und besseren Behandlungsentscheidungen führen. Trotzdem sind Ihre Gene nicht Ihr Schicksal. In einer großen Vergleichsstudie mit über 40.000 Zwillingspaaren wurde das Verhältnis von Anlage und Umwelt für 11 verschiedene Krebsarten untersucht. Für die meisten Krebsarten hatten Gene nur einen geringen Anteil an der Krankheitsentstehung. Der Hauptgrund, warum ein

Zwilling an Krebs erkrankte und der andere Zwilling nicht, war trotz identischer genetischer Anlage nämlich der Lebensstil bzw. die Umwelt.[54] Gerade bei chronischen Volkserkrankungen ist der Einfluss von Lebensstil, sozialem Umfeld und Ernährung sehr viel wichtiger (zwischen 70 bis 90 Prozent) als unsere Gene.[55] Deshalb können Sie selbst mit einer genetischen Risikoanlage noch viel für Ihre Gesundheit tun. Zum Beispiel zeigen neueste Daten, dass Sie ein hohes genetisches Risiko für Herzerkrankungen durch einen gesunden Lebensstil bis zur Hälfte reduzieren können. Wenn Sie also nicht rauchen, nicht übergewichtig sind, sich einmal wöchentlich körperlich anstrengen und ausgewogen ernähren, brauchen Sie nur drei dieser vier Merkmale eines gesunden Lebensstils umzusetzen, um dem vermeintlichen »Schicksal« Ihrer Gene zu entkommen.[56]

Das Beste kommt zum Schluss

Egal, wie alt Sie werden, statistisch gesehen ist Ihr letztes Lebensjahr immer das teuerste. Jedenfalls hinsichtlich der Kosten Ihrer medizinischen Versorgung. Denn die Medizin stellt sich dem Tod entgegen. Das ist es letztlich, was die Medizin einzigartig macht. Ihr Erfolg wird an der Zahl gewonnener Lebensjahre, manchmal sogar Lebensmonate oder -wochen gemessen. »Wir können ja immer noch etwas tun«, heißt es auf Seiten der Ärzte. Nur über die Grenzen der Behandlung bzw. die Endlichkeit des Lebens spricht niemand gern. Es gehört zum Selbstverständnis der Medizin, aktiv etwas zu tun, um Leben zu erhalten. Sehr viel schwerer fällt es Ärzten, etwas *nicht* zu tun und Therapien zu unterlassen, besonders wenn diese grundsätzlich möglich wären. Neben der eigenen Unsicherheit, dem Sterben untätig zuzusehen, geht es dabei aber oft auch um die Absicherung gegenüber juristischen Konsequenzen und dem Vorwurf unterlassener Hilfeleistung.

In dieser letzten Lebensphase kommt daher ein Fachgebiet der Medizin zum Einsatz, das gezielt auf unnötige und belastende Therapien verzichtet: die Palliativmedizin. Wenn keine Chance auf Heilung besteht, die Krankheit weit fortgeschritten und der Patient »austherapiert« ist, geht es nicht mehr um Lebensverlängerung, sondern um die Lebensqualität der verbleibenden Zeit. Es geht um den Unterschied zwischen Sterben und Sterben lassen. Palliativmedizin bedeutet, Lebensqualität auch am Lebensende zu erhalten und Schmerzen, Depression und Atemnot zu verhindern. Aber das wohlwollende Unterlassen hat einen schweren Stand. In einem Gesundheitssystem, das therapeutischen Aktionismus entlohnt, beträgt der Anteil der Palliativmedizin an den Gesamtausgaben ganze 0,2 Prozent. Unsere Fokussierung auf maximale Medizin spiegelt sich daher besonders deutlich am Ende des Lebens:

Kosten für Behandlungen im letzten Lebensjahr:	3.600 Millionen Euro
Kosten für Palliativversorgung:	330 Millionen Euro

In den USA bieten inzwischen 90 Prozent der größeren Krankenhäuser (mit über 300 Betten) Programme zur Palliativversorgung an. Dieser hohe Versorgungsgrad ist aber alles andere als ein Zufall. Er ist mit der wissenschaftlichen Erkenntnis verbunden, dass die frühe Einbindung der Palliativmedizin mit einer verbesserten Lebensqualität, höherer Patientenzufriedenheit und einem geringeren Versorgungsaufwand einhergeht.[57] Auch der Wunsch nach Sterbehilfe wird sehr viel seltener geäußert, wenn Patienten sich optimal betreut fühlen.

Eine Vergleichsstudie bei Patienten mit unheilbarem Lungenkrebs zeigte deutlich, dass Patienten mit zusätzlicher Palliativbetreuung eine höhere Lebensqualität und weniger depressive Symptome aufweisen als Patienten unter herkömmlicher Krebsmedizin. Noch erstaunlicher war aber, dass die Patienten mit der begleitenden Palliativbetreuung auch länger lebten (durchschnittlich 12 statt 9 Monate), obwohl sie sich seltener für eine aggressive Chemotherapie entschieden.[58]

In Deutschland hingegen besteht großer Nachholbedarf. Hierzulande haben nur 15 Prozent der Krankenhäuser eine eigene Palliativstation. Dabei bräuchten fast 90 Prozent aller Patienten am Lebensende eine professionelle Palliativbetreuung. Tatsächlich erhalten diese aber nur knapp 30 Prozent. Deshalb liegen gerade am Ende des Lebens oft Welten zwischen dem Patientenwunsch und der Versorgungsrealität.

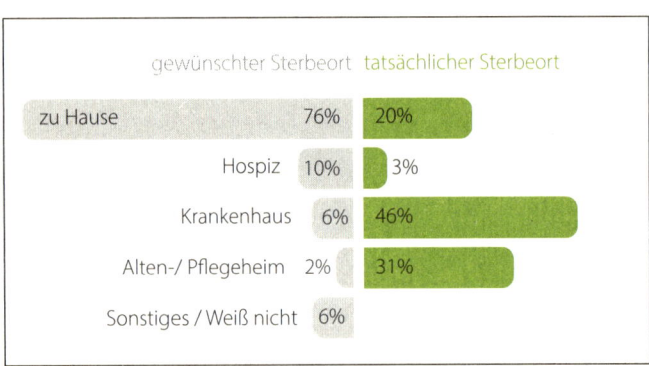

*Wo das Leben zu Ende gehen soll – Unterschied zwischen Wunsch und Wirklichkeit.**

---

* Faktencheck Gesundheit 2015, Bertelsmann Stiftung.

Der Unterschied zwischen gewünschtem und tatsächlichem Sterbeort ist sehr groß. Obwohl 76 Prozent der Deutschen gerne zu Hause sterben würden, beendet nur jeder Fünfte sein Leben daheim. Fast jeder Zweite stirbt im Krankenhaus. Auch im Pflegeheim möchte eigentlich niemand sterben (zwei Prozent). Trotzdem findet ein weiteres Drittel dort den Tod (31 Prozent). Für die überwiegende Mehrzahl (77 Prozent) scheint also das Krankenhaus oder Pflegeheim die letzte Station zu sein.[59] Aber auch hier gibt es territoriale Unterschiede. Wo viele Ärzte palliativmedizinisch ausgebildet sind (zum Beispiel in Baden-Württemberg), kann mehr Menschen der Wunsch nach einem schmerzfreien Tod in den eigenen vier Wänden erfüllt werden. In Bundesländern mit einer hohen Krankenhausdichte hingegen sterben überdurchschnittlich viele Menschen im Krankenhaus.

Statt maximaler Medizin geht es in der Palliativmedizin aber darum, in Gesprächen mit Sterbenskranken und ihren Angehörigen offen über den Weg zum Sterben zu reden, Trost zu spenden und zu helfen, Ungeklärtes zu klären. Gute Gespräche sind die wichtigste Therapie in der Palliativmedizin, weil das Sterben ein hochindividueller Prozess ist. Der Tod ist genauso einzigartig wie das Leben. Jeder stirbt auf seine Weise, für sich allein. Deshalb versucht die Palliativmedizin, jedem Patienten den nötigen Freiraum zu verschaffen, um seinen eigenen Tod sterben zu können. Zwar werden derzeit fast ausschließlich Krebspatienten palliativ betreut, aber zunehmend rücken ebenfalls die Bedürfnisse und Nöte anderer

Patientengruppen (Erkrankungen von Herz, Lunge, Niere etc.) ins medizinische Interesse.[60,61] Diese Entwicklung ist sehr zu begrüßen. Es heißt zwar immer, der Tod sei nur ein Problem der Lebenden, aber wenn Palliativmedizin gut eingesetzt wird, so dass sowohl Patienten als auch Angehörige Zuwendung und Trost erfahren, kann sie am Ende beiden helfen.

Wissen – der beste Schutz vor unnötiger Medizin

Laut Umfragen ist jeder zweite Verbraucher nicht in der Lage, Mehrweg- von Einwegflaschen zu unterscheiden. Abgesehen von etwas verlorenem Kleingeld ist das nicht weiter dramatisch. Wenn aber die Hälfte der Deutschen ebenfalls Schwierigkeiten hat, gesundheitsrelevante Informationen zu verstehen, reden wir über bare Lebenszeit.[62] Beim Verständnis von Gesundheitsinformationen liegt Deutschland deutlich unter dem europäischen Durchschnitt. Es besteht erheblicher Nachholbedarf, wenn es darum geht, den eigenen Arzt zu verstehen, Behandlungsoptionen zu beurteilen und eine sinnvolle Zweitmeinung einzuholen.

Warum hat mir mein Arzt dieses Medikament verschrieben? Warum ist es wichtig, die Therapie nicht frühzeitig abzubrechen? Und warum sollte ich nicht jeden Tag Wurst oder Fleisch essen?

Gesundheitskompetenz × 3

Finden: Gesundheitsinformationen sammeln, inter-
              pretieren und kommunizieren
Verstehen: kritische Auseinandersetzung mit Gesund-
              heitsinformationen
Umsetzen: alltägliche Umsetzung medizinischer Infor-
              mationen

Gesundheitskompetenz bedeutet das Finden, Verstehen und Umsetzen gesundheitsrelevanter Informationen. Denn wer versteht, welche Gesundheitsinformationen für ihn wichtig sind und warum, lebt länger und gesünder. Es ist wissenschaftlich gut untersucht, dass Unterschiede in der Gesundheitskompetenz ein wesentlicher Einflussfaktor von Krankheits- und Sterberisiken sind. Im Grunde müssen wir geringe Gesundheitskompetenz als Krankheitsrisiko an sich verstehen.

Deshalb ist es mir als Arzt besonders wichtig und fast die schönste Art und Weise, Arzt zu sein, wenn ich Menschen helfen kann, ihre Gesundheit selbst in den Griff zu bekommen, sie davon überzeugen, ja sogar begeistern kann, ihren Körper zu hegen und zu pflegen. Nur dann kann Medizin überhaupt wirken und dauerhaft positive Effekte erzielen. Dazu gehört es auch, den gesunden Lebenswandel selbständig im Alltag umzusetzen und zu lernen, Situationen zu schaffen, in denen unser Körper gesund ist und gut funktioniert.

Gesundheitskompetenz meint aber auch die Kenntnis von Angeboten des Gesundheitssystems und deren angemessene Inanspruchnahme. Was nützt das beste Medikament der Welt, wenn die Hälfte der Patienten ihre verschriebenen Tabletten nicht einnimmt?[63] Auch im Krankenhaus bekommen fast alle Patienten (81 Prozent) neue Medikamente verschrieben, um diese zu Hause weiterhin einzunehmen. Doch wie sollen die Patienten die Behandlung selbständig zum Erfolg führen, wenn nur elf Prozent ihre neuen Medikamente korrekt benennen können.[64]

Das Verständnis und die Einsicht in die eigene Medikamenteneinnahme hängen aber nicht nur von der Anzahl weiterer Medikamente, der Dosierung oder den Medikamentenkosten ab, sondern vor allem von der Arzt-Patienten-Kommunikation. Wenn der Patient nicht versteht, worum es eigentlich geht, der Arzt zu wenig Zeit zum Erklären hat oder überhaupt nichts erklärt, bleibt auch die beste Medizin wirkungslos. Es ist wenig verwunderlich, wenn ein Patientengespräch nur vier bis fünf Minuten dauert, dass jeder Zweite nur Bahnhof versteht. Eine geringe Gesundheitskompetenz als Krankheitsrisiko an sich zu begreifen sollte Anlass genug sein, um über die Aufbereitung und Vermittlung von Gesundheitsinformationen neu nachzudenken.[65] Saubere Informationen, verständliche Formulare, nachvollziehbare Behandlungsabläufe sind notwendig. Aber das Wichtigste wäre mehr Zeit zum Erklären. Mir als Arzt geht es ja nicht anders. Wenn ich zum Beispiel nur fünf Minuten Zeit habe, um mit meinem Steuerberater zu sprechen, dann verstehe ich von der einen Hälfte unseres Gesprächs nur das Allernötigste und die andere Hälfte falsch.

Diesen Mangel an Zeit für das Arzt-Patienten-Gespräch soll das Internet ausgleichen: »Schauen Sie sich alles im Internet noch mal an … Können Sie dort ausführlich nachlesen.« Aber trotz seiner leicht zugänglichen Wissensfülle ist das Internet problematisch, wenn ich nicht unterscheiden kann zwischen seriösen Gesundheitsinformationen und versteckter Produktwerbung. Das Internet hat es zwar leicht gemacht, Leitlinien abzufragen, Behandlungsempfehlungen zu überprüfen und Therapiestandards zu recherchieren, aber die Hälfte der Deutschen fühlt sich von der Informationsflut zu Gesundheitsthemen überfordert und hat große Mühe, Entscheidungen für die eigene Gesundheit zu treffen. Schlechte oder unverstandene Informationen sind aber auch eine Art der Fehlversorgung. Denn uninformierte Behandlungsentscheidungen führen zu unerwünschten Ergebnissen. Einfach nur Daten über Symptome, Therapien, Behandlungszahlen, Krankheitshäufigkeiten, Krankenhausstatistiken, Operationszahlen und Todesfälle im Internet anzuhäufen reicht eben nicht aus. In Rohform sind diese Datenberge leider für niemanden zu verstehen – selbst für Ärzte und Fachleute nicht.

Hinter der Gesundheitsmaschine namens Internet versteckt sich nämlich eine bittere Wahrheit: Der rundum informierte Patient ist eine Illusion. Es wird ihn nie geben. Selbst als Arzt war ich ja schon öfters Patient und dabei alles andere als »voll informiert«. Die fünf Minuten in der Sprechstunde machen uns halt ebenso wenig zum

Arzt, wie die Fahrt in die Autowerkstatt uns zum Kfz-Mechaniker machen kann.

Egal, wie ausführlich wir uns informieren oder der Arzt uns aufklärt: Für einen medizinischen Normalverbraucher wird es immer schwierig sein zu beurteilen, was medizinisch sinnvoll ist und was nicht. Gleichzeitig wird ein kranker Mensch auf der Suche nach medizinischer Hilfe niemals zum perfekten Verbraucher, der genau einschätzen kann, was er braucht und will. Was uns beim Kauf einer Waschmaschine oder eines Autos schon schwerfällt, ist im Gesundheitssystem schlichtweg unmöglich. Wer krank ist, braucht Hilfe. Am Ende *müssen* Sie Ihrem Arzt also vertrauen, dass er seine Kompetenz, Offenheit und Aufmerksamkeit zu Ihrem Wohl einzusetzen weiß.

Vom »Durchbruch« in der Medizin

Durchbruch ist ein großes, kraftvolles Wort. In der Medizin ist häufiger davon die Rede, eigentlich immer. Dabei geht es aber nicht um den Blinddarm, sondern um die erfolgreiche Entwicklung neuer Medikamente, neuer Therapien und neuer Medizintechnik. Die medizinische Forschung spielt für die Deutschen eine große Rolle. In einer Umfrage aus dem Jahr 2016 hieß es: Welchen Forschungsbereich finden Sie persönlich für die Zukunft am wichtigsten? Daraufhin antworteten 42 Prozent der Befragten mit »Gesundheit und Ernährung«. Auf Platz 2 lag »Klima und Energie« mit 35 Prozent. Weit abgeschlagen folgten Sicherheit, Mobilität und Kommunikation.[66]

Befeuert von wissenschaftlichen Sensationsmeldungen in den Medien entsteht oft der Eindruck, in der medizinischen Forschung würde es in großen Schritten vorwärtsgehen. Wie groß die Lücke zwischen den erwarteten und den tatsächlichen Forschungsfortschritten in der Medizin aber wirklich ist, zeigt die Entwicklung neuer Medikamente. Seit fünf Jahren wird im Rahmen des sogenannten Arzneimittel-Neuordnungsgesetzes für jedes neue Medikament der Zusatznutzen geprüft. Nur wenn das

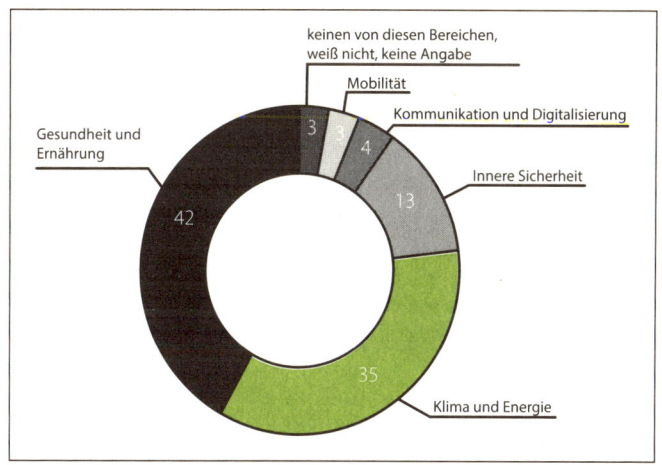

keinen von diesen Bereichen, weiß nicht, keine Angabe

Mobilität

Kommunikation und Digitalisierung

Gesundheit und Ernährung

Innere Sicherheit

3 3 4

13

42

35

Klima und Energie

Zur gefühlten Wichtigkeit verschiedener Forschungsbereiche.

neue Medikament einen zusätzlichen Nutzen gegenüber bereits vorhandenen Medikamenten nachweisen kann, wird es von den gesetzlichen Krankenkassen erstattet. Unter den strengen Augen der Prüfer sind wirkliche »Innovationen« aber nur schwer zu erkennen. Von den bisher geprüften, knapp 200 neu entwickelten Medikamenten hatte über die Hälfte keinen Zusatznutzen, ein Drittel einen geringen Zusatznutzen und nur sieben Prozent einen beträchtlichen zusätzlichen Nutzen gegenüber den Vorgängern.[67]

In den meisten Fällen konnte die Wirksamkeit bereits erhältlicher Medikamente durch die neuen Medikamente nicht übertroffen werden. Der Anteil an Medikamenten mit bereits wirksamen Vorgängern überwiegt also. Trotz-

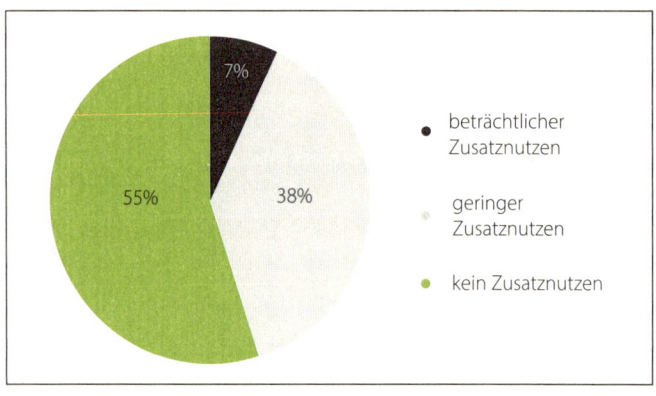

Nur sehr wenige neue Medikamente haben einen zusätzlichen Nutzen.

dem haben sich die Kosten für neue Arzneimittel in den letzten Jahren verdoppelt. Warum? Wie der Innovationsreport 2016 vorrechnet, waren neue Arzneimittel im Jahr 2013 nicht besser als die Neuheiten im Jahr 2012, dafür aber doppelt so teuer. Die meisten Neuentwicklungen (40 Prozent) fielen dabei auf Krebsmedikamente, bei denen Therapiekosten von 100.000 Euro pro Jahr und Patient nicht unüblich sind. Dass Medikamentenhersteller ohne Nachweis eines zusätzlichen Nutzens nun keine Mondpreise mehr verlangen können, ist ein wichtiges Argument im Kampf um knappe finanzielle Ressourcen im Gesundheitssystem.

Während Krebsmedikamente zu den häufigsten »Innovationen« zählen, gibt es hingegen für Volkskrankheiten wie Bluthochdruck, Diabetes oder Rückenschmerzen keine Medikamentenneuentwicklungen. Vielleicht gehören Sie ja auch zu den Menschen, die annehmen, dass die häufigsten Erkrankungen am intensivsten erforscht werden. Diese Annahme ist zwar recht verbreitet, nur leider ist der Zusammenhang zwischen Krankheitshäufigkeit und Forschungsaufwand sehr schwach: Trotz einer geringen Krankheitslast fließen überproportional viele Gelder in die weitere Erforschung von AIDS, Diabetes und in die Perinatalmedizin, während die Forschung zu stark verbreiteten Verletzungen, Depressionen oder Lungenerkrankungen stark unterfinanziert ist.[68] Ganz zu schweigen von den horrenden Investitionen in eine Lifestyle-Medizin, die mehr Geld für die Suche nach Haarwuchsmitteln ausgibt als für die Bekämpfung von Malaria.

Es ist also an der Zeit, den aktuellen Stand der Forschung etwas genauer zu betrachten. Diesen Gefallen tut uns der Mediziner John Ioannidis von der renommierten Stanford University in den USA. Er konnte schlüssig nachweisen, dass 80 Prozent der medizinischen Forschungsergebnisse irreführend sind. Durch unerkannte Fehlerquellen, kleine Fallzahlen, Schwächen im Studienablauf, »flexible« statistische Auswertung, Interessenkonflikte, selektive Veröffentlichung und viele andere Gründe sind die meisten Ergebnisse medizinischer Studien falsch oder übertrieben und daher bei der späteren Anwendung am Patienten unwirksam.[69]

Jeder Arzt kennt dieses Gefühl vom Durchblättern einschlägiger Fachzeitschriften, wie wenig Studien letztlich wirklich für die eigene praktische medizinische Tätigkeit relevant sind. Bis zum heutigen Tag wurden über vier

Millionen Fachartikel verfasst und publiziert, davon mehr als eine Million klinischer Studien und weitere Hunderttausende Überblicksarbeiten. Die Veröffentlichung dieser Studienzusammenfassungen hat selbst epidemische Ausmaße erreicht. Zwischen 1991 und 2014 stieg die Zahl veröffentlichter Reviews um 2.728 Prozent und Metaanalysen um 2.635 Prozent, während die medizinische Literatur insgesamt »nur« um 153 Prozent anwuchs. Das bedeutet, dass in der Fachwelt mehr über beendete Studien statt über neue Studien berichtet wird. Die ursprünglich sinnvolle Idee, unterschiedliche Studien zu einer Fragestellung zusammenzufassen und aufzubereiten, scheint in einer Recyclingschleife verlorengegangen zu sein. Der klinischen Entscheidungsfindung für den einzelnen Patienten ist damit jedenfalls nicht geholfen.[70] Für die praktische Medizin ist das meiste davon nutzlos.[71] »Nützlich« wären wissenschaftliche Erkenntnisse, die zu besseren medizinischen Entscheidungen hinsichtlich Wirkung, Kosten, Nutzen und Risiken führen.

Der Versuch, trotzdem das Richtige zu tun, wird als evidenzbasierte Medizin (EBM) bezeichnet. Eine radikale Innovation in der Medizin, die einst von Ärzten selbst entwickelt und angestoßen wurde. Schon im 17. Jahrhundert hat der belgische Arzt Jan Baptist van Helmont einen Studienablauf vorgeschlagen, der im Grunde einer randomisierten kontrollierten klinischen Studie gleichkommt. Wenn die Wirksamkeit medizinischer Behandlungen durch solche Studien belegt ist, dann meint EBM die Überführung der wissenschaftlich nachgewiesenen, effektivsten und effizientesten Behandlungsmethoden in den klinischen Alltag. EBM hat den Anspruch, den Patienten nur mit dem zu behandeln, was wirkt. Damit ist EBM der Grund, weshalb wir heute bei Typhus keinen Aderlass mehr erleiden, bei Stottern keine Zungenteile mehr herausoperieren, bei Erkältungen auf Antibiotika verzichten und im Krankenhaus die Hände waschen. Durch den Einzug der EBM entwickelte sich die Medizin zu einer Wissenschaft. Fortan sollte weniger das Bauchgefühl des Arztes als vielmehr die Klarheit wissenschaftlicher Studien darüber entscheiden, was dem Patienten hilft und was nicht. Bei dieser Entscheidung spielen *Leitlinien* eine wichtige Rolle, weil diese die vorhandene Evidenz zusammenfassen und in konkrete Behandlungsempfehlungen für die alltägliche Versorgung übersetzen. Aber auch hier lautet die Frage wieder: Was nützt die beste Evidenz der Welt, zusammengestellt in der besten Leitlinie der Welt, wenn diese nicht zur Kenntnis genommen wird?

Tatsächlich scheinen Leitlinien nur von einem kleinen Teil der Ärzteschaft beachtet zu werden. Zu unverständlich, zu kompliziert und zu unübersichtlich, nennen 44 Prozent der Ärzte als Gründe, weshalb sie die Empfehlungen von Leitlinien nicht umsetzen.[72] Zum Beispiel wurde extremer Bluthochdruck noch vor 40 Jahren operativ behandelt, während heute hochwirksame und nebenwirkungsarme Medikamente zur Verfügung stehen. Die Behandlung ist an sich also kaum weiter zu optimieren. Umso erstaunlicher ist die Beobachtung, dass die Hälfte der Bluthochdruck-Patienten entweder nicht erkannt oder behandelt wird bzw. ihre verschriebenen Medikamente nicht einnimmt. Dieses Beispiel macht deutlich, wie groß die Lücke zwischen den medizinischen Möglichkeiten und deren praktischer Umsetzung ist. Die bloße Bereitstellung von Leitlinien führt also nicht direkt zu einer breiten Anwendung der empfohlenen Behandlungen. Oft verbleiben Leitlinien in einer Parallelwelt, ohne Bezug zum einzelnen Patienten. Hinzu kommt eine wahre Explosion von Leitlinien zu allen möglichen Erkrankungen, so dass teilweise widersprüchliche Empfehlungen entstehen oder Empfehlungen nicht mehr aktuell sind, weil die Erarbeitung von Leitlinien sehr aufwendig und langwierig ist.[73] Als wäre es in der medizinischen Forschung nicht schon schwer genug, neue Erkenntnisse zu gewinnen. Noch schwerer ist offensichtlich die Verbreitung dieses neuen Wissens.

Aber auch in einer perfekten Forschungswelt würde EBM nicht alle Probleme der medizinischen Versorgung lösen. Weil es verschiedene Evidenzgrade, -qualitäten und -arten gibt, kann sie eben nicht 1:1 direkt am Patienten umgesetzt werden. Zu den Grenzen der EBM gibt es einen berühmten Artikel, der die Wirksamkeit von Fallschirmen zur Verhinderung tödlicher Unfälle »statistisch signifikant« nachweist, obwohl zu dieser Intervention niemals eine randomisierte, kontrollierte klinische Studie durchgeführt wurde. Es gibt eben auch Therapien, deren Wirksamkeit allein durch Beobachtung und Erfahrungen des Arztes ausreichend belegt ist, um ihre Anwendung zu rechtfertigen.[74]

Streng wissenschaftlich gesehen verfügt nur ein Bruchteil aller medizinischen Therapien über ausreichend Evi-

denz, um ihre Anwendung zu rechtfertigen. Schätzungs-
weise basiert nur ein Viertel dessen, was Ärzte tun, auf
harter Evidenz (und selbst wenn evidenzbasierte Behandlungen zur Verfügung stehen, werden sie nur in der Hälfte der Fälle angewendet). Dieses Ausmaß an Unsicherheit
macht es natürlich schwierig, verlässliche Entscheidungen zu treffen. Jeden Tag muss jeder Arzt unterschiedlichste Behandlungsentscheidungen treffen, ohne dass
diese in jedem Fall mit mathematischer Exaktheit be-
gründbar wären. Aber Medizin ist und war schon immer
uneindeutig. *Niemals* kann ein Arzt absolute Gewissheit
über Diagnosen, Testergebnisse, Behandlungsrisiken und
Therapienutzen besitzen.

EBM darf also nicht darüber hinwegtäuschen, dass
Medizin eine Wissenschaft der Ungewissheit und eine
Kunst der Wahrscheinlichkeit ist. Deshalb ist die Abwesenheit von Evidenz aber nicht gleichbedeutend mit
therapeutischer Beliebigkeit oder der Ignoranz von
Patientenwünschen. Denn was nützt die wirksamste
Therapie, wenn sie das Leben des Patienten nicht verbessert? Die künstliche Hüfte mit 85 Jahren nützt nämlich wenig, wenn der Patient nach der Operation nicht
wieder aus dem Bett kommt. Deshalb schrieb der moderne Pionier der EBM, der kanadische Mediziner David
Sackett, 1996 in seinem vielbeachteten Artikel: »EBM
integriert die beste externe Evidenz mit individueller
klinischer Expertise und Patientenwünschen.«[71] Diese
Definition vereint das Beste aus allen Welten und müsste eigentlich alle trösten: Wissenschaftler, Ärzte und
Patienten.

Evidenzbasiertes Zähneputzen

Zähneputzen gehört zu den ältesten Gesundheitsprakti-ken der Welt. Schon lange vor Jesus wurde im Orient zur Zahnpflege auf faserigen Zweigen gekaut. Trotzdem wird bis heute gestritten, wie genau man am besten Zähne putzt. Der kleinste gemeinsame Nenner dieser lebhaften Diskussion lautet: zweimal täglich putzen, mit wenig Druck von Rot nach Weiß, an allen Stellen und ausreichend lange. Über diesen Konsens hinaus herrscht jedoch ein großes Durcheinander. Selbst bei einem über 2.000 Jahre alten Gesundheitsthema sorgen unterschiedliche Emp-fehlungen von Zahnärzten, Zahnpasta-Herstellern, Lehr-büchern und Studien für viel Verwirrung.[76]

Lohnt das lästige Fädeln mit Zahnseide im Kampf ge-gen Karies? Macht eine professionelle Zahnreinigung die Zähne nur weißer oder auch gesünder? Ist der 45-Grad-Winkel zum Zahnfleischrand die beste Putztechnik? Sind elektrische Zahnbürsten wirklich besser? Was bringen Zahnpflege-Kaugummis? Ist das alles wirklich nötig?

Die Diskussion um die »richtige« Zahnpflege zeigt bei-spielhaft, wie schwer es verlässliche Handlungsempfeh-lungen in der Medizin haben. Es kann sehr schnell sehr kompliziert werden. Wer aber regelmäßig seine Zähne (und Zahnzwischenräume) putzt und den Zahnarzt be-sucht, darf entspannt zur Schokolade greifen. Alles dar-über hinaus hilft zwar, das eigene Gewissen zu beruhigen, nützt sonst aber vor allem der Zahnpflege-Industrie.

Zunehmend beklagen Wissenschaftler inzwischen selbst die falschen Prioritäten in der medizinischen Forschung. Es werden die falschen Fragen gestellt, Studien schlecht konzipiert, nicht nachvollziehbar durchgeführt, nicht veröffentlicht oder lückenhaft berichtet. Ergebnislose Studien verschwinden in der Schublade, und die meisten Ergebnisse werden nicht durch Wiederholungsstudien überprüft. Unter diesen Bedingungen des derzeitigen Wissenschaftsbetriebs werden Schätzungen zufolge 85 Prozent der Forschungsgelder verschwendet und führen zu keinem nennenswerten Fortschritt.[77]

Neben dieser grandiosen Verschwendung von Zeit, Geld und Einsicht besteht die eigentliche Tragik aber darin, dass Patienten in diesem Wissenschaftsbetrieb außen vor bleiben. Trotz spektakulärer Laborexperimente, hochrangiger Publikationen, Vorträgen auf internationalen Konferenzen und langen akademischen Titeln: Beim einzelnen Patienten kommt davon wenig an. Wenn medizinische Forschung aber nur nach dem Prinzip »l'art pour l'art« (die Kunst um der Kunst willen) betrieben wird, entfernt sich diese »Kunstwelt« zunehmend von ihrem ursprünglichen Auftrag (Nutzen für Patienten zu schaffen) und verselbständigt sich nach ihren eigenen Regeln.[78] Diese Entwicklung führt zu zwei Problemen:

1. Ein Rechtfertigungsproblem: Warum geben wir eigentlich so viel Geld für die medizinische Forschung aus?
2. Ein Glaubwürdigkeitsproblem: Wenn es gar nicht um den Patienten geht, worum geht es dann?

Schließlich ist Erkenntnis in der Medizin kein Selbstzweck, sondern ganz praktisch an den konkreten Patientennutzen gebunden, Beschwerden zu lindern, Krankheiten zu heilen und Leid vorzubeugen. Doch zum jetzigen Zeitpunkt lautet die nüchterne Diagnose: Die meisten Forschungsergebnisse sind falsch, und selbst die richtigen sind nicht nützlich.

Erst vor kurzem warnte daher der Wissenschaftsrat eindringlich davor, dass der Zustand der deutschen Universitätsmedizin finanziell und personell keinen Rahmen mehr bietet, um Forschung und Krankenversorgung sinnvoll miteinander zu verbinden. Der Auftrag der Universitätsmedizin ist die kontinuierliche Weiterentwicklung der wissenschaftlichen Grundlagen des Gesundheitssystems, um Menschen besser medizinisch versorgen zu können. Doch in der Auffassung des Wissenschaftsrats sind die Voraussetzungen derzeit nicht gegeben, der hohen Dynamik des wissenschaftlich-technischen Fortschritts gerecht zu werden. Trotz der diagnostizierten Unterfinanzierung, der Abhängigkeit von externen Forschungsgeldern und wachsenden Versorgungs- statt Forschungsaufgaben ist es mit mehr Geld allein nicht getan. Fast noch wichtiger ist eine grundlegende Veränderung der Strukturen hin zu flacheren Hierarchien, gezielter Nachwuchsförderung und Teams von Ärzten und Wissenschaftlern. Damit fordert der Wissenschaftsrat aber nicht weniger als einen kompletten Kulturwandel in der Medizin, um den rasanten medizinischen Fortschritt auch für die Gesundheitsversorgung nutzbar zu machen.

Derweil beweist die moderne Medizin, trotz aller Kritik, in akuten Notfallsituationen ihre unbestrittene Leistungsfähigkeit. Als Arzt in der Notaufnahme einer Hamburger Klinik erlebte ich in Nachtschichten, Tagesdiensten und auch an Wochenenden hautnah, wie Hightechmedizin im Minutentakt Leben rettete. Jeden Tag bringt der Rettungswagen viele Patienten in einem Zustand, der vor 10, 20 Jahren nur noch vom Seelsorger begutachtet worden wäre. Heute hingegen wird reanimiert, beatmet, auf die Intensivstation verlegt und ein ganzer Maschinenpark mobilisiert, um den Zustand des Patienten zu stabilisieren. Das kann Hightechmedizin heute leisten. Deshalb sollte die beschriebene Situation der medizinischen Forschung nicht Anlass für Anti-Wissenschaftlichkeit, Ärzte-Bashing oder Verschwendungsvorwürfe sein. Das passiert leider schon viel zu oft. Stattdessen müssen wir die beschriebene Situation als Möglichkeit verstehen, es besser zu machen. Sinnvolle Vorschläge und Schritte in die richtige Richtung gibt es durchaus.[79,80] Mehr Wissenschaft richtig *und* auch nützlich zu machen gehört schließlich zu den großen Herausforderungen der Medizin in diesem Jahrhundert.

Technik heilt alle Wunden

Wird mehr Technik helfen, die genannten Probleme zu lösen? Nirgendwo wird so erbittert über die Vor- und Nachteile der Digitalisierung diskutiert wie in der Medizin. Während die einen fest damit rechnen, dass künstliche Intelligenz die Menschheit in Kürze direkt in die Unsterblichkeit führen wird, verbieten sich die anderen einen PC auf ihrem Schreibtisch und ziehen handgeschriebene Patientenakten durch das Fax-Gerät. Digitalisierung in der Medizin – des einen Freud scheint des anderen Leid. Schließlich hätte die Einführung medizinischer Technologie die Zeit, Aufmerksamkeit und Zuwendung für den einzelnen Patienten spürbar reduziert. Diesem Argument stimmen viele zu, die im Gesundheitswesen arbeiten. Sie behaupten, der digitale Patient würde inzwischen besser versorgt als der reale. Laborbefunde, Röntgenbilder, Medikamentenlisten, Entlassungsberichte, Abrechnungen, Krankenkassenschreiben und vieles mehr fesseln den Arzt täglich vor den Bildschirm. Weil mehr Zeit in die Papierpflege statt in die Patientenpflege geht, findet ein ausführliches Gespräch nur selten statt. Als Beleg dieser entmenschlichten Medizin gelten Zeitmessstudien, die bezeugen, dass Ärzte 40 bis 50 Prozent ihrer täglichen Arbeitszeit vor einem Bildschirm verbringen.

Eine aktuelle Studie kommt zu folgendem Ergebnis der ärztlichen Zeitverwendung:

12 Prozent	direkte Patientenversorgung
64 Prozent	indirekte Patientenversorgung
	(40 % davon am Computer)
15 Prozent	Ausbildung
9 Prozent	Sonstiges

Am Ende verbleiben von der täglichen Arbeitszeit nur 12 Prozent für den Patienten. In Minuten ausgedrückt: 7,7.[81] Ein kranker Mensch braucht von seinem Arzt aber Zuwendung, soziale Bindung und Zuversicht, um wieder gesund zu werden. Daher begleitet der Wunsch nach mehr Zuwendung und Ganzheitlichkeit die moderne Medizin seit ihrer Entstehung vor 150 Jahren. Doch mehr Zeit im ärztlichen Alltag bedeutet nicht automatisch mehr Zeit für den einzelnen Patienten. Während der goldenen Jahre der Schwarzwaldklinik war die Arbeit bei Ärzten und Pflegekräften vielleicht weniger eng getaktet und verdichtet, aber trotzdem wurde deshalb nicht länger mit den Patienten gesprochen. Die Dauer des direkten Patientenkontakts hat sich in den letzten Jahrzehnten erstaunlich wenig verändert.[82] Schon 1959 staunten Wissenschaftler darüber, dass Ärzte nach der ausführlichen Erstaufnahme weniger als zehn Minuten täglich direkt am Patienten verbrachten. Achtung: Damals gab es noch keine Computer! Auch zum Ende der 1980er Jahre, kurz vor dem Einzug des Computers in der Medizin, verbrachten Ärzte nicht mehr Zeit am Patienten.[83,84]

Trotz des epochalen medizinischen Wandels der letzten 60 Jahre scheint sich also im Arzt-Patienten-Verhältnis nicht viel verändert zu haben. Offensichtlich verbringen Ärzte seit Jahrzehnten zu wenig Zeit mit dem Patienten. Aber dann ist es ja gar nicht die Technik selbst, die eine befriedigende Kommunikation zwischen Arzt und Patient verhindert?

Nein, viel entscheidender sind die Kommunikations-fähigkeiten und Umgangsweisen, *bevor* Computer und Technik ins Spiel kommen.[85] Die Interaktion zwischen Arzt und Patient ist nämlich immer nur so gut, wie der Arzt über ausreichend Fähigkeiten und Einfühlungs-vermögen für eine gelingende Kommunikation verfügt, um den Computer nicht zwischen sich und den Patient geraten zu lassen. Ob mit oder ohne Digitalisierung, wenn grundlegende Kommunikationsfähigkeiten fehlen, kann der Patient niemals im Mittelpunkt stehen. Daran wird auch Big Data, ein weiteres Großversprechen der digitali-sierten Medizin, nichts ändern. Big Data bedeutet, so viele Daten wie möglich zu sammeln und darauf zu hoffen, dass clevere Algorithmen irgendwann die richtigen Signale aus dem gigantischen Rauschen herausfiltern. Schon seit einigen Jahren mischt Big Data vom Apotheker bis zum Taxifahrer alle Branchen auf. Nun auch die Medizin.

In Deutschland heißt Big Data aber noch »Register« und meint verschiedenste Datensammlungen zu einzel-nen Patientengruppen, Erkrankungen, Fachbereichen oder Regionen. Weil inzwischen immer mehr Register immer mehr Daten sammeln, ist ein gewisser »Wild-wuchs« von mehreren hundert Registern entstanden. An sich sind Register ja ein sinnvolles und notwendiges Instrument, um die Wirksamkeit medizinischer Behandlungen langfristig und unter Alltagsbedingungen zu erheben. Aber wenn die Registerlandschaft so unübersichtlich ist, dass selbst Experten nicht wissen, welche Institution welches Register mit welchem Zweck und welcher Datenqualität führt, dann ist auch keinem geholfen. Um die gesammelten Daten doch noch irgendwie nützlich zu verwerten, wurde jüngst ein Register für Register geschaffen. Vielleicht bekommt so irgendjemand einen Überblick.

Noch im Jahr 2012 orakelte Winston Hyde von der renommierten Harvard Universität, »dass in den letzten fünf Jahren mehr wissenschaftliche Daten produziert wurden als in der gesamten Menschheitsgeschichte. Stellen Sie sich mal vor, was in den nächsten fünf Jahren passieren wird!« Aber was ist in den fünf Jahren zwischen 2012 und 2017 passiert? Nichts! Weil Datenberge etwas anderes als Erkenntnisse sind, bedeuten mehr Daten nicht automatisch mehr wissenschaftliches Wissen. Ansonsten hätte die exponentielle Vermehrung von Daten allein schon längst Krebs geheilt, Menschen zum Mars geflogen und männlichen Haarausfall besiegt. Das Problem ist nämlich die geringe Qualität der Datenberge. Wenn die wachsenden Datenberge unstrukturiert, unverbunden, unvollständig, inkompatibel und nur zeitverzögert verfügbar sind, dann wird Big Data nicht zur Zukunft des Gesundheitssystems, sondern zur Zumutung. Erschwerend kommt hinzu, dass Papier ein ernstzunehmender Gegner der Digitalisierung des Gesundheitssystems ist. Die Papierkultur ist in der Medizin sehr tief verankert und weit verbreitet. Was die elektronische Dokumentation der medizinischen Standarddiagnostik angeht, befindet sich Deutschland noch im Fax-Zeitalter. Die meisten medizinischen Befunde werden immer noch gefaxt. Rund um unsere medizinische Versorgung befindet sich die Informationstechnologie noch im Entwicklungsstadium. Elektronische Hilfen zur Dokumentation, Entscheidungsunterstützung oder Qualitätssicherung werden bisher praktisch nicht genutzt. Es gibt zwar vereinzelte Initiativen, Kliniken oder vernetzte Regionen (»Gesundes Kinzigtal«), aber darüber hinaus nichts, was etwas anderes als Projektcharakter aufweist.

Als weiterer Hoffnungsträger der digitalisierten Medizin gelten die sogenannten Apps, kleine schlaue Software-Programme, um die Menschheit vor Krankheit und Leid zu retten. Die gesündeste App der Welt kam am 6. Juli 2016 auf den Markt und wurde allein im ersten Monat von 100 Millionen Menschen heruntergeladen. Die App heißt *Pokémon Go* und animiert die Spieler, mit dem Ziel, virtuelle Eier auszubrüten, zu kilometerlangen Spaziergängen, unter Leute zu gehen und depressive Episoden genauso wie Sozialphobien zu überwinden. Neben *Pokémon Go* sind viele 100.000 weitere Apps im Angebot, die allesamt versprechen, die Gesundheit zu verbessern. Sie wollen helfen, dass Menschen abnehmen, Adipositas bekämpfen[86], chronische Erkrankungen bewältigen[87] und einen gesunden Lebensstil entwickeln.[88] Auch Studien zu Fitnessarmbändern deuteten bisher vielversprechende

Effekte an. Aber wie das immer so ist mit dem Hype: Irgendwann kommt der Punkt, da tauchen gegenteilige Daten auf, Skeptiker melden sich zu Wort, und die Begeisterung kippt. So geschehen in einer Studie mit knapp 500 übergewichtigen Probanden, die je hälftig mit einem Standard-Gewichtsabnahmeprogramm oder einem Fitnessarmband versorgt wurden. Die Forschungsfrage lautete: In welcher der beiden Gruppen verlieren die Probanden innerhalb der nächsten zwei Jahre mehr Gewicht? Hilft die App dank digitaler Rückmeldung des Energieverbrauchs und der körperlichen Aktivität beim Abnehmen? Zur großen Überraschung der Wissenschaftler nahm die Standardgruppe im Durchschnitt sechs Kilogramm ab, während die Träger der Fitnessarmbänder durchschnittlich nur dreieinhalb Kilogramm Gewicht verloren.[89] Damit hatte niemand gerechnet. Zu vielversprechend waren die vorherigen Studien zu Fitnessarmbändern. Weil deren Beobachtungszeit aber kürzer und die Teilnehmerzahl kleiner war, war auch die Wahrscheinlichkeit für Trugschlüsse größer.

Insgesamt ist unser Wissen zu den Langzeiteffekten, dem Risiko-Nutzen-Verhältnis und dem Nutzungsverhalten von Gesundheits-Apps noch sehr lückenhaft. Obendrein sind qualitativ hochwertige Apps bisher die Ausnahme. Zu groß ist der Widerspruch zwischen den hohen Kosten der Entwicklung einer hochwertigen App (Qualitätsmanagement, Datenschutz, Weiterentwicklung) und der Bereitschaft der Nutzer, maximal 1,99 Euro für eine App auszugeben und dafür unbegrenzt zu nutzen. Wenn wir überall sonst nämlich kostenlose Apps gewohnt sind, lässt sich bei Gesundheits-Apps mit Qualität nur schwer Geld verdienen.

Mit Unterstützung von Big Data, Apps und Digitalisierung hält die Zukunft der Medizin garantiert noch viel Neues für uns bereit. Denn wir brauchen dringend digitale Innovationen und mobile Versorgungskonzepte im Gesundheitssystem. Eine rasant alternde Bevölkerung macht es nötig, dass chronische Krankheiten nicht innerhalb, sondern zunehmend außerhalb von Arztpraxen und Krankenhäusern behandelt werden. Die technischen Voraussetzungen sind zwar längst gegeben, um medizinische Versorgung, Forschung, öffentliche Gesundheit, Fitnessboom und Gesundheitswirtschaft auf das Engste miteinander zu verzahnen. Aber eine strenge Auslegung des Fernbehandlungsverbots, übertriebene Datenschutzbedenken und eine große Skepsis oder teilweise sogar Angst mancher Ärzte und Krankenkassen erschweren den Einsatz innovativer Digitallösungen im medizinischen Alltag. Besonders auffallend ist dabei, wie stark sich das Tempo der analogen und das Tempo der digitalen Welt unterscheiden. Während digitale Gesundheits-Apps in wenigen Wochen oder Monaten entstehen, benötigt der analoge Nutzennachweis oft Jahre. Dabei können sehr nützliche Dinge entstehen, wenn sich digital und analog sinnvoll verbinden. Zum Beispiel beim Einsatz künstlicher Intelligenz in der Medizin. Künstliche Intelligenz bedeutet, dass ein Computer seine Fähigkeiten durch gezieltes Training selbständig verbessert. In der Medizin kann sich beispielsweise ein Programm selbst trainieren, um mit sehr hoher Genauigkeit durch Diabetes verursachte Netzhautschäden zu diagnostizieren.[90] Anstatt dass unbemerkte Netzhautschäden bis zur Erblindung führen, könnte ein schlauer Algorithmus zukünftig frühzeitig Alarm schlagen. Ähnlich überlegen sind selbsttrainierte Algorithmen inzwischen bei der Diagnose von Hautkrebs[91] und der Vorhersage von Herz-Kreislauf-Erkrankungen.[92] Im direkten Vergleich mit Ärzten ist die künstliche Intelligenz aber nicht nur treffsicherer, sondern auch schneller und preiswerter. Um Hautkrebs ebenso verlässlich zu erkennen wie der künstliche Algorithmus, bräuchte es nämlich 21 menschliche Dermatologen. Somit dürfte ein schnelles Foto auf dem Smartphone demnächst der erste Schritt einer zuverlässigen Hautkrebsdiagnostik sein.

Die Digitalisierung unterstützt auch die Selbstermächtigung des Patienten. Auf der Plattform *curetogether.com* versammeln sich mehrere Tausend Migränepatienten zum Austausch über wirksame Therapien. Noch größer ist das Selbsthilfe-Portal *patientslikeme.com*, in dem über 500.000 registrierte Nutzer wertvolle medizinische und persönliche Daten teilen. Trotz anhaltender Bedenken zur Sicherheit und Qualität der Daten belegen wissenschaftliche Untersuchungen inzwischen wertvolle Erkenntnisse zur Wirksamkeit und den Nebenwirkungen unterschiedlichster Therapien. Wie Sie aber an den drei kleinen Buchstaben am Ende der jeweiligen Internetadressen erkennen können, also dem »com«, sind diese Seiten nicht in Deutschland zu finden, sondern in den USA.

Es dauert durchschnittlich auch über zwei Jahre, bis innovative Medikamente in Deutschland erhältlich sind. Schließlich werden zwei Drittel aller neuen Arzneimittel zuerst in den USA und nicht in Europa zugelassen. Der Online-Informations- und Beschaffungsdienst *TheSocial-Medwork* recherchiert daher weltweit alle Neuzulassungen von Arzneimitteln gegen schwere Erkrankungen wie etwa Krebs oder Amyotrophe Lateralsklerose (ALS) und stellt diese Informationen kostenlos zur Verfügung. Um den Zugang zu neuesten, potentiell lebensrettenden Medikamenten zu ermöglichen, werden somit nationale Grenzen der medizinischen Versorgung überwunden. So können Ärzte und Patienten nun weltweit verfügbare medizinische Möglichkeiten ausschöpfen.

Aber trotz all dieser guten Beispiele, der damit verbundenen Euphorie und oft auch Hoffnungen, heilt Technik nicht alle Wunden. Wie andere diagnostische und therapeutische Maßnahmen auch, hängt die Wirksamkeit von Medizintechnik, Big Data und Apps stark von der Art Ihrer Erkrankung und Ihrer persönlichen Lebenssituation ab. In den meisten Fällen sind es weniger die Daten, das Gerät oder die App selbst, die über den Erfolg bzw. die Wirksamkeit entscheiden, sondern vielmehr ein unterstützendes Umfeld und eine gelingende Integration im Alltag. Denn so plausibel und einfach viele Ideen zu technischen Versorgungslösungen oft klingen, so schwierig ist leider deren konkrete Umsetzung.

Deutschland – Gesundheitsland?

Jedes Jahr stecken wir über 300 Milliarden Euro in unser Gesundheitssystem und beschäftigen fünf Millionen Menschen mit unserer Gesundheitsversorgung. Aber trotz dieser gigantischen Summen und des hohen Aufwands spüren viele Patienten, dass sich etwas verändert hat, aber nicht unbedingt zum Positiven. Ihr Arzt scheint zunehmend an Vorgaben, Budgets und Richtlinien gebunden. Er konzentriert sich in der Behandlung auf das Management von Risikofaktoren und Laborwerten, wirkt dabei eigenartig distanziert und nimmt wenig Anteil an Ihrem persönlichen Schicksal. Es beschleicht Sie sogar der Verdacht, dass er für die eigene Tasche wirtschaftet, statt sich für Ihre Interessen einzusetzen.

Ihr Eindruck täuscht Sie nicht. Unter dem Schlagwort »Ökonomisierung« sind die beschriebenen Verschiebungen Teil einer breiten öffentlichen Diskussion. *Ökonomisierung* bedeutet dabei grundsätzlich *Beschleunigung*. Denn beschleunigte Abläufe sorgen für mehr Leistung in derselben Zeit. Die daraus entstehende Effizienzsteigerung ist das erklärte Ziel – auch in der Medizin. Denn genau wie viele andere Bereiche ist auch die Medizin in der betriebswirtschaftlichen Postmoderne angekommen.

Den Einzug der Rationalisierer, Prozessoptimierer und Budgetierer in den ärztlichen Alltag können Sie an nur zwei Zahlen ablesen:

1991	Zahl der Krankenhäuser	2.411
2014	Zahl der Krankenhäuser	1.980
1991	Zahl der Krankenhauspatienten	14,6 Millionen
2014	Zahl der Krankenhauspatienten	19,1 Millionen

Weniger Krankenhäuser und gleichzeitig mehr Patienten? Ein Anstieg der Fallzahlen um 31 Prozent, obwohl die Zahl der Krankenhäuser in den letzten 20 Jahren um 20 Prozent sank und ein Viertel aller Betten abgebaut wurde? Damit beides zusammenging, musste an einer Stellschraube ganz kräftig gedreht werden: der Verweildauer. Der Trick war eine drastische Verkürzung der Liegezeiten von durchschnittlich vierzehn auf sieben Tage zwischen den Jahren 1991 und 2014. Nur dank halbierter Liegezeiten konnten trotz gesunkener Kapazitäten mehr ältere Patienten mit mehr Behandlungen versorgt werden. Im internationalen Vergleich hat Deutschland aber immer noch zu viele Krankenhäuser und zu viele Klinikbetten. Würde Deutschland dem europaweiten Durchschnitt entsprechen, würde von den derzeit 500.000 Betten noch einmal ein Drittel weniger, also 320.000 Betten, übrigbleiben. Dementsprechend lag die Auslastung zuletzt nur bei 77 Prozent und ist im Vergleich zu 1991 (84 Prozent) sogar noch gesunken.

Dänemark war bis vor kurzem ähnlich überversorgt. Zur Jahrtausendwende standen in dem kleinen Nachbarland noch 90 Krankenhäuser, heute sind es nur noch 32. Natürlich gab es Demonstrationen, als die ersten Krankenhäuser tatsächlich geschlossen wurden. Aber nach kurzer Zeit konnten alle Beteiligten eine deutlich verbesserte Versorgungslage erkennen. So wurden landesweit viele kleine und alte Krankenhäuser durch wenige, große und hochmoderne Krankenhäuser ersetzt. Hätte Deutschland dieselbe Versorgungsstruktur wie Dänemark mit 250.000 Einwohnern pro Krankenhaus, würden hierzulande (statt 1.980) nur noch 330 Krankenhäuser übrigbleiben. Diese wären dann allerdings hochmodern ausgestattet und rund um die Uhr geöffnet. Sicherlich sind die rechtlichen und politischen Rahmenbedingungen zur Schließung alter Krankenhäuser nicht einfach. Aber wie lange wollen wir unterfinanzierte, schlecht ausgestattete und überalterte Krankenhäuser mit mittelmäßigen Behandlungsergebnissen noch vor dem sicheren Ende bewahren? Schon jetzt geht die künstliche Lebensverlängerung dieser Kliniken zu Lasten der Patienten, der Behandlungsqualität und des (mittlerweile schon zur traurigen Gewohnheit gewordenen) erschöpften Personals.

Bereits seit über 20 Jahren gehört die Verringerung der Anzahl der Krankenhäuser zu den erklärten Zielen der Gesundheitspolitik. Weil das Ziel aber nicht klar umgesetzt wird, erleben wir derzeit einen ungeordneten Rückzug: Jedes zweite Krankenhaus in Deutschland schreibt rote Zahlen. Aus diesem Grund ist in den letzten Jahren ein gnadenloser Überlebenswettbewerb zwischen den Krankenhäusern entstanden. Wer rote Zahlen schreibt, wird dichtgemacht. Nur leider läuft dieser Wettbewerb über Rentabilität und Kosten statt über Qualität und Nutzen. Im Klartext: Deutsche Kliniken brauchen Geld. Dass unter dem Deckmantel »medizinischer Notwendigkeit« mehr Medizin als nötig verabreicht wird, gilt dabei inzwischen als offenes Geheimnis. Wann und unter welchen Umständen diese Schieflage korrigiert wird, ist nicht absehbar. Solange jährlich ausreichend finanzielle Mittel in das Gesundheitssystem gepumpt werden, um Strukturprobleme mit Geld zu lösen, statt die Strukturen selbst zu verändern, entsteht kein wirklicher Handlungsdruck, ein unnötig aufgeblähtes System gesundzuschrumpfen. Oder würden Sie lieber in ein nahegelegenes marodes Krankenhaus mit schlechter Behandlungsqualität gehen anstatt in ein weiter entferntes exzellentes Krankenhaus mit sehr guter Qualität?

Vor diesem Hintergrund hat die Nationale Akademie der Wissenschaften, Leopoldina, im letzten Jahr einen vielbeachteten Diskussionsbeitrag zum Verhältnis von Medizin und Ökonomie im deutschen Gesundheitssystem verfasst. Darin ist die sinnvolle Weiterentwicklung des Gesundheitssystems, zum Wohle der Patienten und der Gesellschaft, in acht bissigen Thesen formuliert.[93]

These 1: Ökonomisches Handeln im Gesundheitssystem ist geboten – aber ausschließlich zum Wohl des einzelnen Patienten und der Gesellschaft.

These 2: Mehr Geld macht ein System nicht automatisch leistungsfähiger.

These 3: Vorhandene Überkapazitäten dürfen nicht dazu führen, dass außermedizinische Überlegungen die Indikationsstellung beeinflussen.

These 4: Eine Weiterentwicklung des DRG-Systems allein reicht nicht aus, um die ökonomischen Fehlentwicklungen zu beheben.

These 5: Qualifiziertes medizinisches Personal ist derzeit im Grunde ausreichend vorhanden, aber auf zu viele Häuser verteilt.

These 6: Eine angemessene Analyse des Gesundheitssystems braucht Transparenz und den Zugang zu Informationen.

These 7: Wettbewerb hat Grenzen.

These 8: Die Gesundheitsversorgung braucht klare und verlässliche politische Rahmensetzungen, innerhalb derer ein Qualitätswettbewerb stattfinden kann. Es braucht zusätzlich politischen Mut, die notwendigen Strukturveränderungen anzugehen.

Internationale Erfahrungen aus Gesundheitssystemen in Norwegen, Schweden oder den Niederlanden zeigen, dass es keine einfachen Lösungen gibt. Diese Länder diskutieren ebenfalls seit mehreren Jahrzehnten über das Problem der knappen Mittel im Gesundheitssystem. Gemeint ist das grundsätzliche Problem, dass längst nicht alles, was medizinisch möglich ist, vom Gesundheitssystem auch bezahlt werden kann. Die Lücke zwischen medizinisch Machbarem und gemeinschaftlich Finanzierbarem wird aber aufgrund des medizinischen Fortschritts immer

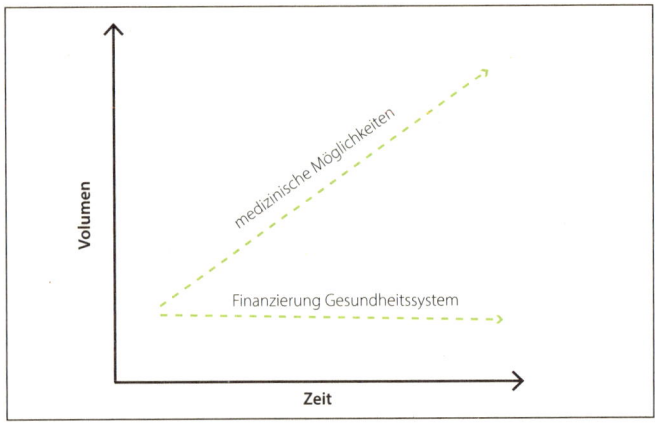

Das Dilemma der modernen Hightechmedizin: zu viele Behandlungs-möglichkeiten für zu wenig Geld.

größer. Sinnvolle Einschränkungen in der Gesundheits-versorgung sind deshalb unausweichlich.

Aber wie gehen wir mit dieser Entwicklung um? Es be-steht Einigkeit darüber, dass es gerechter ist, allen Bürgern einen gleichberechtigten Zugang zu einer beschränkten Grundversorgung zu ermöglichen statt einigen wenigen Bürgern Zugang zu einer unbeschränkten medizinischen Versorgung. Es ist also besser, klug Prioritäten zu setzen und diese offen darzulegen, anstatt Kürzungen durch ver-deckt vorenthaltene Leistungen zu erzielen. In Schweden werden deshalb zum Beispiel allen möglichen Maßnahmen zur Vorbeugung, Diagnostik und Behandlung von Herz-Kreislauf-Erkrankungen Prioritäten von 1 (hohe Priorität) bis 10 (niedrige Priorität) zugeordnet. Damit ist für alle

Beteiligten klar, welche Leistungen Vorrang haben und welche unterlassen werden sollten.

Diese Übertragung ökonomischer Prinzipien und Maße in die Medizin wird zwar oft reflexhaft abgewehrt. Öffentliche Mittel für überflüssige oder nicht notwendige Medizin auszugeben ist jedoch nicht solidarisch, sondern höchst unmoralisch. Deshalb sollte die Ökonomie in der Medizin dort ihren Platz haben, wo sie die Erreichung medizinischer Ziele unterstützt, indem sie Verschwendung verhindert. Denn erst durch angemessenes Wirtschaften entstehen die notwendigen Freiräume, die eine gute Medizin überhaupt möglich machen. Sind die Ressourcen gut eingesetzt? Steht der Aufwand im Verhältnis zum Nutzen und der Qualität?

Bei einer sachlichen Einschätzung der medizinischen Entwicklung können wir erkennen, dass die moderne Medizin ihre Ziele (Lebensverlängerung, Leidensverringerung, Lebensqualitätserhaltung) heute insgesamt besser erreicht als noch vor 20, 50 oder 100 Jahren. Für viele schwere Erkrankungen sind die Überlebenszeiten länger, Medikamente nebenwirkungsärmer, operative Eingriffe präziser und unterstützende Maßnahmen zur Alltagsbewältigung allgegenwärtig. Wenn es diese Fortschritte nicht gäbe, müssten wir tatsächlich das gesamte Gesundheitssystem in Frage stellen. Aber dazu gibt es keinen Anlass. Nur wenn wir jährlich über 300 Milliarden Euro ausgeben, um fünf Millionen Menschen mit unserer Gesundheit zu beschäftigen, dann muss doch die Frage erlaubt sein, ob das Ergebnis dieses gigantischen Aufwands nicht zu verbessern wäre.

Ist schlechte Medizin besser als keine Medizin?

Grundsätzlich gibt es im Gesundheitssystem nur eine Möglichkeit, die Verwendung öffentlicher Mittel zu rechtfertigen: anhand der Qualität der medizinischen Ergebnisse. Das Geld für schlechte Medizin könnten wir uns dann sparen, um mehr Geld für gute Medizin zu haben.

Der Versuch, Qualität in der Medizin zu messen, wird anhand von drei Kennzahlen unternommen: Sterblichkeit, Krankheitshäufigkeit und Lebensqualität. Das mit Abstand verlässlichste Maß ist die Erhebung der Todesfälle. Es gibt nämlich nur zwei mögliche Zustände, die zweifelsfrei beobachtbar sind: tot oder lebendig. Bei der Häufigkeit einzelner Erkrankungen wird es schon schwieriger, weil diese unterschiedlich diagnostiziert, übersehen oder nicht gemeldet werden und dadurch in ihrer Anzahl verfälscht sind. Selbst für Volkskrankheiten wie Diabetes ist die genaue Anzahl der Diabetiker in Deutschland unbekannt. Aber so richtig schwer zu messen ist die Lebensqualität. Daran beißen sich Wissenschaftler seit Jahrzehnten die Zähne aus. Es gibt zwar Fragebögen und Skalen zur Lebensqualität, aber die Abweichungen zwischen dem, was sie messen sollen, und dem, was sie tatsächlich messen, sind erheblich. Trotzdem liegt all diesen

Anstrengungen die Annahme zugrunde, dass Qualität in der Medizin *überhaupt* messbar ist.

In den operativen Fächern ist es ja noch recht einfach: Überlebensraten, Infektionsraten oder Funktionalität erlauben die Bewertung bzw. Vergleichbarkeit operativer Behandlungsergebnisse. Aber wie lässt sich die Qualität einer Anamnese oder einer Psychoanalyse bewerten? Je weiter sich die Qualitätskriterien von konkreten Kategorien entfernen, desto unschärfer werden sie. In der überwiegenden Zahl medizinischer Behandlungen haben wir also offensichtlich ein Problem mit der Messbarkeit von Qualität. Darüber hinaus haben wir aber selbst in Bereichen, wo Qualität durchaus messbar wäre, ein Erkenntnisproblem. In Deutschland ist die Qualität der medizinischen Versorgung nämlich nahezu unbekannt.

Während in Ländern wie Norwegen, den USA oder Großbritannien eine aktive Versorgungsforschung zahlreiche Studien und Argumente liefert, um gesundheitspolitische Entscheidungen faktenbasiert zu untermauern, dominieren in meinungsgeführten Debatten zum deutschen Gesundheitssystem eher »gefühlte« Ursachen und Lösungsvorschläge. Wenn wir es aber ernst meinen mit einer qualitativen medizinischen Versorgung, dann geht es nicht um Meinungen, sondern um Fakten.

Wo andere Länder seit Jahrzehnten systematisch die Ergebnisqualität ihrer medizinischen Versorgung erheben, fehlt uns dieses verlässliche Wissen zur gesundheitspolitischen Entscheidungsfindung. Nicht-Notwendiges reduzieren, mehr von dem, was nützt, und weniger von dem, was schadet – das wären durchaus wichtige Informationen, um ein modernes Gesundheitssystem zu gestalten. In Deutschland bleibt die Versorgungsforschung aber unterrepräsentiert. Auf internationalen Konferenzen zum Thema »Gesundheitsversorgung« gab es bis vor einigen Jahren nicht einmal deutsche Teilnehmer. Hierzulande hat die Forschung zu Fragen der praktischen medizinischen Versorgung (Behandlungszahlen, Qualitätsmaße, Verschreibungsregister, Kosten-Nutzen-Analysen) eben noch eine sehr kurze Tradition.

Unser Nichtwissen zur Qualität im Gesundheitssystem hat aber noch einen ganz anderen, viel einfacheren Grund: Wir konnten es uns bisher leisten, nicht genauer hinzusehen. Lange Zeit war genug Geld im Gesundheitssystem, um allen Patienten alles medizinisch Machbare auch tatsächlich zu ermöglichen. Solange der Laden brummte, war es durchaus von Vorteil, manches ungewusst zu lassen. Jeder konnte mitmischen, und allen ging es gut. Aber nun wird das Geld knapp. Die Einnahmen sinken, und die Ausgaben steigen. Und wofür geben wir unser Geld aus? Das meiste Geld geben wir für die Versorgung chronischer Erkrankungen aus. Denn chronisch kranke Patienten sind besonders teuer. Sie sind öfter in der Notaufnahme, öfter im Krankenhaus und öfter in der Apotheke. Schon heute sind die Hälfte aller Erkrankungen chronische Erkrankungen, über 80 Prozent aller Todesfälle sind bedingt durch chronische Erkrankungen. Insgesamt gehen somit über 80 Prozent aller Ausgaben im Gesundheitssystem auf das Konto chronischer Erkrankungen.

Es ist nicht schwer zu erkennen, dass die verbesserte Versorgung chronisch kranker Patienten über die zukünftige Qualität unseres Gesundheitssystems entscheiden wird. Sich dabei aber nur über fehlendes Geld zu empören, wäre zu kurz gesprungen. Wir brauchen eine lebhafte Diskussion über die Gestaltung unseres Gesundheitssystems, um abzuwägen zwischen medizinischer Notwendigkeit, Kosteneffektivität und individuellem Nutzen. Die Qualität der medizinischen Behandlung sollte dabei die wichtigste Steuerungsgröße sein. Zwar hat es weltweit noch kein Gesundheitssystem geschafft, chronisch Kranke koordiniert und integriert verlässlich zu versorgen, aber dass Qualität nicht unmöglich ist, zeigt eine Studie der renommierten Fachzeitschrift *JAMA*. Darin wurde eine »normale« hausärztliche Versorgung mit einer integrierten und teambasierten Praxis verglichen. Im Ergebnis benötigten Patienten unter der integrierten Versorgung weniger Leistungen, weniger Arztbesuche und weniger Einlieferungen ins Krankenhaus. Insgesamt war die integrierte Versorgung somit nicht nur qualitativ besser, sondern auch noch kostengünstiger als die Standardversorgung.[94] Auch wenn die derzeitige Abrechnungslogik eher Masse statt Klasse belohnt, gibt es offensichtlich gute Gründe, stärker auf Qualität statt auf Quantität zu setzen.

Dazu ein Beispiel: Im Jahr 2014 war an insgesamt 1.191 deutschen Krankenhäusern ein Chirurg angestellt. In 1.188 dieser Krankenhäuser wurden Hüftersatz-Operationen durchgeführt. Das bedeutet, dass bundesweit nur drei Kliniken (!) auf diesen rentablen Eingriff verzichtet haben. Wenn aber jeder fast alles macht, verteilen sich die Fälle entsprechend dünn, und ein Viertel der Kliniken kommt auf weniger als 50 Operationen pro Jahr.[95] Das wäre nicht weiter problematisch, wenn es nicht einen deutlichen Zusammenhang zwischen Behandlungszahlen und Behandlungsqualität gäbe.

Bereits 1979 erschien im *New England Journal of Medicine* eine Studie, die in fast 1.500 Krankenhäusern die Häufigkeit von 12 verschiedenen Operationen im Zusammenhang mit der Sterblichkeit untersuchte. Dabei entdeckten die Wissenschaftler eine auffällige Abhängigkeit: In Krankenhäusern, die jährlich mehr als 200 der untersuchten Eingriffe vornahmen, sank die Sterblichkeit um 25 bis 40 Prozent im Vergleich zu Krankenhäusern mit einer niedrigeren Anzahl an Operationen.[96] Bestimmte Mindestmengen an Behandlungen können also die Versorgungsqualität verbessern. Das ist nicht neu. Im Laufe der letzten Jahrzehnte wurden für verschiedenste Operationsarten mengenabhängige Unterschiede in der Sterblichkeit nachgewiesen. Als weitere wichtige Einflussfaktoren spielen die Größe der Klinik, die Spezialisierung der Klinik und die Spezialisierung des Operateurs eine Rolle. Aber weil die Erkenntnisse internationaler Studien nicht ohne weiteres auf das deutsche Versorgungsgeschehen übertragbar sind und für Deutschland selbst kaum belastbare Daten vorliegen (eine systematische Nachuntersuchung operierter Patienten gibt es nicht), sind bisher nur für wenige Eingriffe Mindestmengen vorgegeben. Zum Beispiel für Knieendoprothesen müssen es mindestens 50 Operationen pro Abteilung und pro Jahr sein. Für Lebertransplantationen 20, Nierentransplantationen 25 und komplexe Eingriffe an der Speiseröhre 10. Wer die vorgegebene Mindestmenge nicht erreicht, darf die Leistungen nicht mit der Krankenkasse abrechnen.

Welche Konsequenzen die breite Einführung verbindlicher Mindestmengen aber tatsächlich hätte, zeigt eine Simulationsstudie der Bertelsmann Stiftung. Wenn es für Hüftersatz, Herzklappen, Bypässe und Prostataentfernungen begründete Mindestmengen gäbe, dürften 25 bis 50 Prozent der Kliniken die genannten Eingriffe nicht mehr durchführen.

Solange belastbare Daten zur Behandlungsqualität jedoch schlichtweg fehlen, können Sie als Patient nichts anderes machen, als Fragen zu stellen und zu gehen, wenn Sie sich nicht aufgehoben fühlen. Denn Qualität bedeutet in der Medizin zweierlei: das konkrete ärztliche Handeln *am* Patienten und die zwischenmenschliche Kommunikation *mit* dem Patienten. Die Qualität des Handelns lässt sich zwar anhand konkreter Parameter wie Überlebensraten, Behandlungsfehler oder Wiedereinlieferungen messen. Aber die Qualität der Kommunikation ist weitaus schwieriger zu beurteilen. Und doch ist Letzteres der Baustoff, aus dem eine zufriedenstellende und zielführende Begegnung zwischen Arzt und Patient entsteht. Denn außerhalb überschießender Versuche, sämtliche Prozesse in der Medizin qualitätsgesichert auf Zahl und Maß zu bestimmen, ist Qualität für den einzelnen Patienten ein anderes Wort für die Lücke zwischen dem, was er erreichen wollte, und dem, was er erreicht hat. Eine hohe Qualität bedeutet dann, das gewünschte Ziel auch tatsächlich erreicht zu haben. Dafür müsste man den Patienten aber fragen, wie es ihm geht …

Doch die Konzentration auf formale Messgrößen, organisatorisch-technische Abläufe und die Einhaltung unterschiedlichster Kennzahlen zur Effektivität, Rentabilität und Qualität hat die Medizin von ihrem eigentlichen Auftrag distanziert: der Zuwendung, dem echten Helfenwollen und der Wertschätzung des einzelnen Patienten. Diese Entwicklung beklagen vor allem viele ältere Kollegen, die diese Veränderungen hautnah miterlebt haben. Dass sich auch die Medizin an ihren Behandlungsergebnissen qualitativ messen lassen muss, ist zwar eine notwendige Voraussetzung für gute Medizin, aber eben nur die halbe Wahrheit. Denn die menschliche Begegnung zwischen Arzt und Patient bleibt ungeachtet aller ökonomischen Prinzipien der Kern der medizinischen Tätigkeit und sollte somit auch eine wichtige Größe zur Qualitätsbeurteilung sein.

Behandlung nutzlos – Patient zufrieden

In Gesprächen über das deutsche Gesundheitssystem fallen oft Wörter wie: chaotisch, gefährlich, teuer, komplex, unübersichtlich, unreformierbar. Wer in Deutschland über Medizin spricht, muss aber wissen, dass er über ein Land spricht, in dem der Zugang zu einem der weltweit leistungsfähigsten Gesundheitssysteme prinzipiell allen offensteht, die Bevölkerung selbst damit aber unglaublich unzufrieden ist. Der Anteil der Deutschen, die ihr Gesundheitssystem negativ bewerten, liegt bei 18 Prozent. Nur zum Vergleich: In der Schweiz, wo die Menschen unter ähnlichen Bedingungen leben und sterben, sind es weniger als ein Prozent.

Die Kollegen aus der Neurologie scherzen ja immer, dass an der Stelle, wo im Gehirn normalerweise der Frontallappen die emotionale Steuerung übernimmt, bei den Deutschen der Jammerlappen sitzt. Schimpfen tun wir zwar alle, aber wer im Urlaub krank wird, will trotzdem so schnell wie möglich mit dem ADAC-Flieger zurück nach Deutschland. Deshalb sagt man bei uns im Norden: *Do, wat du wullt, de Lüd snackt doch* – was so viel heißt wie: Egal, was du tust, die Leute meckern trotzdem.

Aber lassen Sie sich beruhigen. Wenn Sie sich mal den

Spaß machen und alte Zeitungen durchblättern, merken Sie schnell, dass das deutsche Gesundheitssystem pausenlos in der Krise steckt. Seit Jahrzehnten heißt es: zu teuer, zu kompliziert, zu schlecht. Die Welt ist eben schon immer untergegangen.

Da ist das Gesundheitssystem keine Ausnahme. Seine Krisendiagnose ist chronisch. Es reicht eben nie. Mehr Diagnostik, mehr Zuwendung, mehr Therapie, mehr Medizin, das sind die Forderungen. Wer aber über Qualität in der Medizin spricht, kann nicht nur über messbare Indikatoren sprechen. Viel wichtiger als die objektive Qualität ist die gefühlte, also die subjektiv empfundene Qualität des einzelnen Patienten. Aber was bedeutet der Begriff »Qualität« in der medizinischen Versorgung eigentlich für den Otto-Normal-Patienten? Wann fühlt er sich »gut« versorgt? Leitet sich der Begriff tatsächlich von dem Wort *Qual* ab? Geht es um kurze Wartezeiten, teure Medikamente oder ausführliche Gespräche? Wir wissen es nicht. Der genaue Zusammenhang zwischen Inanspruchnahme, Patientenzufriedenheit, Versorgungskosten und Behandlungsergebnissen ist bislang unbekannt. Wir wissen nicht, inwiefern Patientenzufriedenheit die tatsächliche Qualität der medizinischen Versorgung spiegelt.[97]

Es gibt zwar keine Klinik, Behörde, Institution oder Pharmabranche, die nicht von sich behauptet, im Interesse des Patienten zu handeln. Tatsächlich spielen die Wünsche der betroffenen Patienten bei Behandlungsentscheidungen oft nur eine untergeordnete Rolle. So überraschend es klingen mag, doch die simple Frage, was

Krise ist immer jetzt

1993: Schulsystem (Stern)

1994: deutscher Fußball (Süddeutsche)

1995: BAföG (Berliner Zeitung)

1996: Bildungsurlaub (Frankfurter Rundschau)

1997: Asien

1998: Einzelhandel (Berliner Zeitung)

1999: Protestantismus (Welt)

2000: Soziale Marktwirtschaft (FTD)

2001: Berlin (Tagesspiegel)

2002: Musikindustrie (FAZ)

2003: Zeitungsmarkt (Frankfurter Rundschau)

2004: Feuilleton (Süddeutsche)

2005: der Mann (Brigitte)

2006: Berliner Opernkultur (FAS)

2007: der Mann (Emma)

2008: USA

2009: Europa

2010: der Euro

2011: Griechenland

2012: der Euro

2013: Berliner Flughafen (dpa)

2014: der Euro

2015: Flüchtlingskrise

2016: der Euro

sich der einzelne Patient von der Behandlung konkret erhofft, wurde bisher kaum gestellt. Erst seit kurzer Zeit untersucht die Forschung, was Patienten sich tatsächlich wünschen und welche Bedürfnisse sie mit der Behandlung verbinden.[98]

Dass der persönliche Stellenwert einer Therapie für den einzelnen Patienten bei der Behandlungsentscheidung berücksichtigt werden sollte, klingt vielleicht selbstverständlich. Es ist aber die Revolution einer Medizin, die statt der Statistik nun das Wohl des Patienten als Maßstab des ärztlichen Handelns definiert. Denn im Gegensatz zur Hightechversorgung mit teuren Medikamenten, Operationen und Therapien gleicht der aktuelle Stand der Patientenbeteiligung dem Dampfmaschinenzeitalter. Ob alles medizinisch Mögliche auch sinnvoll ist, kann aber nicht die Politik regeln, sondern muss immer von Arzt und Patient gemeinsam entschieden werden. Denn eine gefühlte Unterversorgung bedeutet nicht zwangsläufig eine tatsächliche Unterversorgung, und umgekehrt bedeutet eine gefühlte Überversorgung nicht zwangsläufig eine tatsächliche Überversorgung.

Um zu entscheiden, ob eine angemessene Versorgung stattfindet, muss zunächst das Therapieziel gemeinsam besprochen und verbindlich festgelegt werden. Erst auf dieser Grundlage kann später entschieden werden, ob die unternommenen medizinischen Maßnahmen zur Erreichung dieses Ziels genützt haben, über das Ziel hinausgeschossen sind oder gar am Ziel vorbeigingen.

Reflexhaft alle Register der Hochleistungsmedizin zu ziehen, hinterlässt vielleicht zufriedene Patienten, verursacht aber häufig unnötige Medizin und damit unnötige Risiken. Laut Umfragen sind die Patienten, die am

Vier Fragen an Ihren Arzt, die Ihre Behandlungsqualität erhöhen[99]

- Was kann ich in Anbetracht meiner gesundheitlichen Situation, meiner persönlichen Umstände und Behandlungswünsche erwarten, was mit mir passiert?
- Welche Behandlungsoptionen habe ich, und wie sieht das Risiko-Nutzen-Verhältnis dieser Optionen aus?
- Was kann ich selbst tun, um mein Behandlungsziel möglichst gut zu erreichen?
- Wie kann das Gesundheitssystem mich unterstützen, mein Behandlungsziel zu erreichen?

meisten Untersuchungen und Medikamente bekommen, tatsächlich am zufriedensten mit ihrer medizinischen Versorgung. Die Tragik ist nur, dass die höhere Zufriedenheit am Ende teuer bezahlt wird, denn unter den Überversorgten ist die Sterblichkeit deutlich höher. Dank einer umfangreichen medizinischen Zuwendung sind Patienten zunächst zufriedener, aber in der Folge führen Übertherapien und Fehldiagnosen dazu, dass überversorgte Patienten nicht länger leben, sondern nur zufriedener sterben.[100] Aus meiner persönlichen Erfahrung kann ich berichten, dass gerade das gemeinsame Überlegen, ob und wie eine Untersuchung oder Behandlung auch aus Patientensicht sinnvoll sein kann, zumindest meine Patienten glücklicher und zufriedener gemacht hat. Mein Lieblingsbeispiel ist die häufige Frage nach Massagen, dem mit Abstand beliebtesten und umsatzstärksten Heilmittel. Nur dass Massagen bei chronischen Erkrankungen keinerlei Nutzen haben. Kurzzeitig fühlen sich die Patienten zwar wohler, aber langfristig haben Massagen keinen therapeutischen Effekt. Allein nach der Patientenzufriedenheit zu fragen ist also auch nur die halbe Wahrheit. Unabhängig von der Zufriedenheit und dem Einverstandensein des einzelnen Patienten muss auch die medizinische Versorgung an sich sinnvoll und bestenfalls evidenzbasiert sein. Aus diesem Grund darf Ihnen Ihr Arzt nicht jeden Wunsch nach unnötiger Medizin erfüllen. Wenn Ihr Arzt Ihnen das nächste Mal also von einer bestimmten Behandlung abrät oder Medikamente vorenthält, fühlen Sie sich nicht übergangen oder wertlos. Ihr Arzt versucht nur, Sie vor den Nebenwirkungen einer Überdosis Medizin zu schützen.

Gesundheit – jetzt lebenslänglich

Heute darf auch glücklich sein, wer krank ist. Die einst starren Gegensätze von Gesundheit und Krankheit haben sich gelockert. Während Gesundheit früher bedeutete, alle Kranken auszuschließen, ist unser heutiges Verständnis sehr viel positiver. Seit einigen Jahrzehnten entfaltet sich eine neue Vorstellung, die Gesundheit zunehmend in die Nähe von Begriffen wie Lebensfreude, Glück, Genuss und Wellness rückt. Dieser Einstellungswandel macht durchaus Sinn. Denn in einer alternden Bevölkerung kann es nicht mehr ausschließlich darum gehen, chronische Erkrankungen oder Risikofaktoren auszuschalten, sondern Ressourcen zur Bewältigung dieser zu stärken. Jetzt geht es ums Mitmachen. Statt »passiv krank« lautet die neue Devise: »aktiv bewältigen«. Gesundheit möchte in einem dynamischen Prozess immer wieder neu hergestellt werden und bedeutet damit eine lebenslange Tätigkeit. Wer die größte Chance auf körperliche und seelisch-geistige Gesundheit haben möchte, der muss selbständig (selbst und ständig) daran arbeiten. Dabei gehen wir von der Vorstellung aus, dass Gesundheit und Krankheit wesentlich durch unseren persönlichen Lebensstil beeinflusst werden. Diese Vorstellung ist aber problematisch.

Zunächst bedeutet die absolute Selbstverantwortung eine folgenschwere Zwickmühle: Wenn Gesundheit nämlich ausschließlich vom Lebensstil abhängt, ist Krankheit gleichbedeutend mit individuellem Versagen. Wer krank wird, ist sozusagen selber schuld. Dicke, unbewegliche oder kranke Körper sind dann ein sichtbares Zeichen von zu wenig Leistungswillen und wurden eben nicht ausreichend trainiert, gepflegt und entspannt. Die Beweislast liegt also beim lebensfrohen Onkel, der bei Familienfesten tanzt, raucht, trinkt und Fleisch isst, obwohl er nach seinem letzten Herzinfarkt einen dreifachen Bypass gelegt bekam. Hinzu kommt, dass sich kein Mensch sinnliche Genüsse ausreden oder etwa verbieten lässt, nur weil er dafür in ungewisser Zukunft gesundheitliche Einbußen befürchten müsste. Leben ist schließlich *jetzt!* Tatsächlich gehen viele Menschen in ihrem Bedürfnis nach Genuss, Selbstbestimmung und Unabhängigkeit sehr hohe Gesundheitsrisiken ein, rauchen, trinken oder essen mehr, als ihnen guttut. Der Spruch *Lieber schlechte Angewohnheiten als gar keine Identität* zeigt, wie schwer es ist, einem Diabetiker sein Stück Torte am Nachmittag auszureden, Rauchern alternative Methoden der Stressbewältigung beizubringen oder adipöse Sportmuffel in durchtrainierte Veganer zu verwandeln.

Natürlich lautet das Ziel weniger Stress, Junk-Food und Fernsehen, dagegen mehr Entspannung, Biogemüse und Bewegung. Aber eben nicht als Zwang. Es geht um gesunden Genuss. Maß halten bedeutet dabei, dass die gezielte Wunscherfüllung (ich esse dieses Stück Schokolade oder trinke diese Cola jetzt ganz bewusst) besser ist als der lebensfeindliche Verzicht und die Flucht in peinliche Kompensationsmechanismen (nie wieder Schokolade, dafür aber 12 Packungen Kaugummi täglich). *Gesundzufrieden* lautet die neue Formel einer genussbegabten alternden Gesellschaft. Klar geht immer noch mehr, aber allzu schlecht stehen wir mit Blick in die Statistik doch gar nicht da: Die Adipositas-Epidemie erscheint, mit vier Prozent Anstieg des Übergewichts in den letzten 15 Jahren, weniger als Fettleibigkeitswelle, eher als Fettleibigkeitstropfen. Obendrein rauchen immer weniger Deutsche, und der Anteil männlicher Sportverweigerer ist auch gesunken.

Raucher 2013:	24 Prozent
Raucher 1995:	28 Prozent
Übergewicht 2013:	52 Prozent
Übergewicht 1999:	48 Prozent
Sportlich inaktive Männer 2013:	33 Prozent
Sportlich inaktive Männer 1998:	47 Prozent

Deshalb lassen Sie sich jetzt einmal etwas von einem Arzt sagen: Sie können so gesund oder ungesund leben, wie Sie wollen! Sie müssen nur um die Konsequenzen wissen. Ja, mit großer Wahrscheinlichkeit verzichtet der sportbefreite, übergewichtige Raucher mit BoFrost-Abonnement auf acht bis zehn gesunde Lebensjahre. Völlig unklar ist

aber, was ein »gesunder Lebensstil« außerhalb der gut er-
forschten »Klassiker« wie Ernährung, Bewegung und Entspannung eigentlich sein soll. Gesundheit ist nämlich
mehr als essen, bewegen und schlafen. Wie gesund ist
zum Beispiel ein Konzertbesuch, ein gutes Buch, ein
Abendessen mit Freunden oder ein Spaziergang am
Strand?

Oft sagen wir auch Gesundheit, meinen aber Wellness,
obwohl uns Grünkohl-Smoothies, vierhändige Lomi-
Lomi-Massagen oder Fischöl-Kapseln nicht wirklich gesünder machen, sondern eher Ausdruck einer konsum-
getriebenen Entgleisung unseres Gesundheitsbegriffs
sind. Dass dieser Dauerbetrieb im Namen der Gesundheit der einzige Weg zur Lebenszufriedenheit und zum
allgemeinen Glück sein soll, ist zu bezweifeln. Vielleicht
steht er diesem sogar im Wege.

Nur wenn du gesund bist, kannst du glücklich sein?
Nur wenn du glücklich bist, kannst du gesund sein?

Solange Gesundheit jedenfalls Weg *und* Ziel gleichzeitig
bedeutet, drehen wir uns bei unserer Suche danach
immer fröhlich weiter im Kreis.

Medizin – Hilfe oder Hindernis auf der Suche nach dem guten Leben?

Wenn Sie 100 Leute auf der Straße fragen: »Was ist für Ihr Lebensglück am wichtigsten?«, lautet die häufigste Antwort: Gesundheit. Gesundheit ist für uns die wichtigste Voraussetzung zum Glück, der Zubringer für Lebensfreude, Genuss und Zufriedenheit. Der berühmte deutsche Philosoph Arthur Schopenhauer meinte deshalb: »Die Gesundheit ist nicht alles, aber ohne Gesundheit ist alles nichts.« Kann es Glück, Zufriedenheit und Harmonie also nur für gesunde Menschen geben?

Obwohl die Gesundheit unsere Lebensqualität stark beeinflusst, hat jeder ein anderes Verständnis davon, wo Gesundheit endet und Krankheit beginnt. Deshalb ist Gesundheit immer relativ. Gesundheit kann gar nicht absolut sein – unmöglich. Es sind immer *Gesundheiten*, weil jeder Mensch für sich seine eigene Gesundheit definiert.

Dass wir unser eigenes Gesundsein meistens nicht bemerken, ist erst einmal ein gutes Zeichen. Wir nehmen sie als selbstverständlich hin, weil Gesundheit das »Schweigen der Organe« bedeutet: Läuft alles rund im

Körper, dann verhalten sich Organe, Muskeln und Gelenke ruhig. Wer nix hat, muss sich auch nicht melden. Wie wichtig Gesundheit ist, wird uns oftmals erst dann klar, wenn wir angeschlagen sind. Krank fühlen wir uns erst, wenn es weh tut. Umgekehrt überschätzen wir aber auch oft, wie wichtig Glück für unsere Gesundheit ist. In einer großen Studie mit über 700.000 britischen Frauen behaupteten 39 Prozent, *meistens glücklich* zu sein, 44 Prozent, *für gewöhnlich glücklich* zu sein und 17 Prozent, *unglücklich* zu sein. Was meinen Sie, wer zehn Jahre später noch am Leben war? Die Glückspilze oder die Pechvögel? Tatsächlich gab es keinen Unterschied in der Sterblichkeit. Unabhängig vom Ausmaß des persönlichen Glücksempfindens überlebten alle drei Gruppen ähnlich lang. Zwar war ein schlechter Gesundheitszustand zu Beginn der Studie deutlich mit Unglücksgefühlen verbunden, aber unter Berücksichtigung anderer Einflussfaktoren (Übergewicht, Rauchen, medizinische Behandlung) starben die unglücklichen Frauen im Verlauf der Studie nicht früher als die glücklichen Frauen.[101]

Was wünschen Sie sich denn? Ein gutes Leben oder ein gesundes Leben? Oft hat das eine ja nur wenig mit dem anderen zu tun. Der weitverbreiteten Annahme, dass nur ein gesundes Leben ein gutes Leben ist, kann ich jedenfalls aus eigener Erfahrung widersprechen. Während meiner Arbeit in verschiedenen Krankenhäusern wurde mir zum ersten Mal klar, dass Lebensfreude auch im Rollstuhl oder auf der Krebsstation möglich ist. Oft liegen die Wurzeln von Glück und Unglück nämlich außerhalb des

Körpers. Tatsächlich gehören sehr viele Faktoren, die über Gesundheit, Krankheit und ein gutes Leben entscheiden, nicht in den Zuständigkeitsbereich der Medizin: soziale Bindungen, Freundschaft, Erfüllung in Arbeit und Hobbys, Bildung, Kultur, Geld, Liebe, Ruhm, innerer Frieden … Trotzdem wird die Wirksamkeit der Medizin auf der Suche nach dem guten Leben meist überschätzt. Deshalb verrate ich Ihnen jetzt das Geheimnis des glücklichen Alterns.

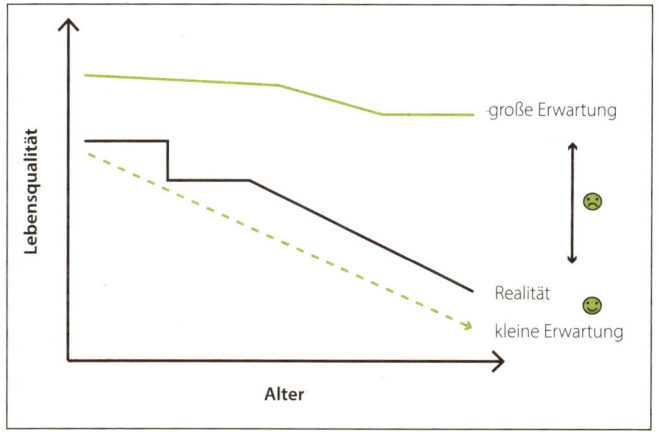

Glücklich altert, wer realistisch träumen kann.

Das Geheimnis des glücklichen Alterns liegt in der Anpassung von Realität und Erwartung. Ich kann mir mit einem dreifachen Herzinfarkt zwar die Besteigung des Mount Everest oder eine Weltumsegelung wünschen, aber wenn es einfach nicht mehr geht, dann frustriert mich diese unerfüllte und letztlich unrealistische Erwartung. Je größer die Lücke zwischen Realität und Erwartung ausfällt, desto weiter weg bewegen wir uns von Zufriedenheit und Wohlbefinden. Wer also besser nur noch das macht, was er kann, und es sich auch nicht anders wünscht, hat größere Chance auf einen zufriedenen Lebensabend.[102]

In der Medizin wird ja häufiger über Krankheitsrisiken statt über Gesundheitschancen gesprochen. Nur dadurch wird sie leider eher zum Hindernis auf der Suche nach dem guten Leben. Die vorherrschende Erklärung für Krankheit ist nämlich die Störung normaler biologischer Prozesse und Organfunktionen. In immer kleinere Strukturen zerlegt, verstecken sich Erkrankungen in defekten Zellen, fehlerhaften Genen oder auffälligen Laborwerten. Weil die Erkrankung als Funktionsstörung verstanden wird, ist sie über Symptome aufspürbar und wird auch nach dieser Logik behandelt. Bei der spezialisierten Analyse von Organstrukturen und -funktionen wird aber allzu schnell vergessen, dass der Mensch nicht nur ein biologisches, sondern auch ein soziales Wesen ist. Denn krank wird nicht nur ein Organ. Krank wird der ganze Mensch. Oder was haben zehn Dialysepatienten gemeinsam außer einer kaputten Niere?

Die übliche Trennung von Körper und Person spiegelt sich auch im alltäglichen Sprachgebrauch, wenn es in der Klinik heißt: »die Niere auf Station 2«, oder der »Tumor in Zimmer 4«. Der Weg zu dieser unpersönlichen Medizin wird schon im Studium geebnet, das traditionell mit dem Sezieren menschlicher Körper beginnt. Das ist zwar unglaublich spannend und lehrreich, vermittelt aber gleichzeitig den Eindruck, dass nicht lebendige Personen, sondern passive Körper im Mittelpunkt stehen. Es kann aber nicht das Ziel einer menschlichen Medizin sein, sich ausschließlich an Organbefunden, Diagnosen und Laborwerten entlangzuhangeln. Mich haben zum Beispiel die Gesprächsrunden in der Kinder- und Jugendpsychiatrie schon zu Beginn meines Studiums viel nachhaltiger geprägt, als im Anatomiekurs, mit aufgeschlagenem Lehrbuch und Skalpell in der Hand, an Leichen Nervenbahnen und Organe freizulegen.

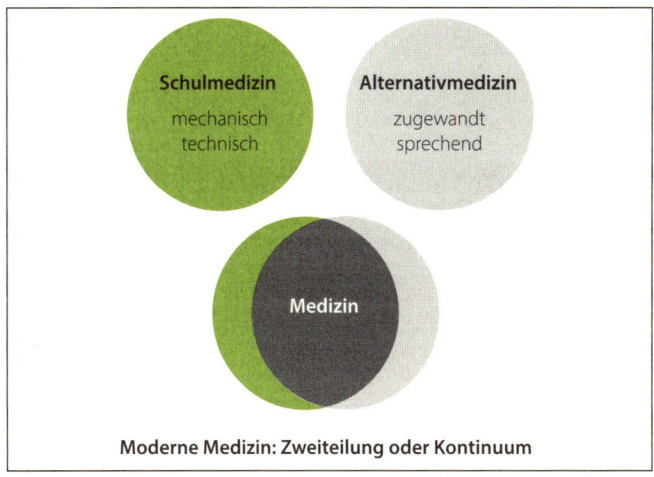

Alternativ- oder Schulmedizin? Wir brauchen beides. Es gibt nur eine Medizin.

Es ist eine gute Entwicklung, dass der Ruf nach einer »sprechenden Medizin«, die Patientenwünsche erfragt, Optionen erklärt, Entscheidungen unterstützt und Menschen begleitet, immer lauter wird. Nur ist dabei die Unterteilung in »etabliert« und »alternativ« oder »Schulmedizin« und »Alternativmedizin« irreführend. Jeder Arzt macht mehr oder weniger beides. Wer den Pfad der Leitlinie verlässt, betreibt noch längst keine Alternativmedizin, und wer die Grenzen der Naturheilkunde rechtzeitig erkennt, wird nicht sofort zum »Schulmediziner«.

Schließlich brauchen wir auf der Suche nach dem guten Leben beides: Technik und Empathie, Ökonomie und Ethik. Wie fließend dabei die Übergänge sind, zeigt eine beeindruckende Studie zum Ressourcenverbrauch von Patienten auf der Intensivstation. An sieben amerikanischen Kliniken wurden über 500 Patienten in zwei Gruppen geteilt: eine mit Standardversorgung und eine mit zusätzlicher ethischer Beratung. Am Ende hatte die Patientengruppe mit ethischer Beratung signifikant weniger Ressourcen verbraucht, weniger Tage im Krankenhaus verbracht und weniger Therapien benötigt. Darüber hinaus stimmten 87 Prozent der Ärzte, Patienten und Angehörigen der Aussage zu, dass ethische Beratungen hilfreich sind, um Konflikte bei der therapeutischen Entscheidungsfindung zu bewältigen.[103] Diese Ergebnisse spiegeln den allgemeinen Wandel in der Medizin: Früher war der Arzt ein Heiler, dann Wissenschaftler und heute zunehmend Coach, der seinen Patienten zuhört, gründlich informiert, aufklärt, berät und nach gemeinsamen Lösungen sucht.

Solange wir aber zu viel Markt im Gesundheitssystem haben und finanzielle, organisatorische oder statistische Erwägungen bei medizinischen Entscheidungen und

Empfehlungen ein tendenziell größeres Gewicht erhalten als Patientenwünsche oder ethische Werte, ist solch eine Medizin nicht nur für Patienten ein Hindernis auf der Suche nach dem guten Leben. Auch diejenigen, die täglich selbst im Gesundheitssystem arbeiten, Ärzte und Pflegepersonal, leiden zunehmend unter den verschärften Marktbedingungen im Gesundheitssystem. Mehr als ein Viertel der Ärzteschaft ist inzwischen an einer Depression oder depressiven Symptomen erkrankt.[104,105]

Gesund altern – wer trägt die Verantwortung?

Übergewichtig, zuckerkrank, depressiv? Selbst schuld? Wie gesund wir sind und wie lange wir leben, scheint ausschließlich eine Frage der persönlichen Verantwortung zu sein: Nicht nur das Problem, auch die Lösung liegt bei jedem Einzelnen.

Aber mal ehrlich: Seit wie vielen Jahrzehnten schon sollen wir unser Gewicht reduzieren, uns mehr bewegen und gesünder ernähren? Alle wissen Bescheid, wie das gesunde Leben aussehen sollte, aber trotzdem macht es kaum einer. Was ist da los? Die gesundheitspolitische Konzentration auf individuelles Verhalten und Aufklärung verläuft deshalb seit mehreren Jahrzehnten ergebnislos, weil sie den Kern der Ursache nicht trifft. Die Vorstellung, dass Krankheit durch biologische und genetische Faktoren sowie durch den individuellen Lebensstil verursacht wird, ist zwar nicht falsch, aber unvollständig. Tatsächlich unterschätzen wir die Bedeutung sozialer Faktoren als Ursache von Gesundheit und Krankheit erheblich. Wir haben den sozialen Blick auf die Medizin verloren.

	Biomedizinisches Modell	Soziales Modell
Krankheit entsteht durch …	individuelle biologische Störungen	gesellschaftliche Bedingungen
Verantwortung für Gesundheit …	Individuum	Gesellschaft
Behandlung von …	individuellen Organstörungen, akuten Erkrankungen	krank machenden Lebensbedingungen, gesundheitlicher Ungleichheit
Gesundheit	Abwesenheit von Krankheit	körperliches, geistiges, soziales Wohlbefinden

Zunehmend verdichten sich Forschungsergebnisse zu der Erkenntnis, dass gesellschaftliche Verhältnisse, zwischenmenschliche Beziehungen und das soziale Umfeld ganz entscheidend für unsere Gesundheit sind. Einsamkeit und soziale Isolation erhöhen nicht nur das Risiko für Herz-Kreislauf-Erkrankungen[106], sie sind genauso gesundheitsschädigend wie 15 Zigaretten täglich[107] und verringern auch die Lebenserwartung stärker als Bluthochdruck oder Fettleibigkeit.[108]

Besonders deutlich wird der Einfluss gesellschaftlicher Faktoren auf unsere Gesundheit beim Vergleich der durchschnittlichen Lebenserwartung zwischen Deutschland und beispielsweise Malawi. In einem Land werden die Einwohner im Durchschnitt 81 Jahre alt, in dem anderen nur 58 Jahre. Diese krassen Unterschiede sind aber nicht durch Biologie oder Genetik zu erklären, sondern sind vielmehr eine Folge der gesellschaftlichen Unterschiede hinsichtlich Wohlstand, Arbeits- und Lebensbedingungen. Solche Unterschiede spiegeln sich selbst innerhalb Deutschlands. Auch hierzulande sterben Menschen mit niedrigem Sozialstatus zehn Jahre früher – wer früher stirbt, war länger arm. Obendrein verläuft von Südwesten nach Nordosten ein auffälliges Gesundheitsgefälle. Menschen in wirtschaftlich florierenden Regionen um Ulm und Stuttgart sind im bundesweiten Vergleich gesünder und leben auch länger als beispielsweise in Gebieten wie Halle oder Schwerin. Es ist auch kein Zufall, dass Menschen in Berlin durchschnittlich zwei Jahre früher sterben als in Baden-Württemberg, wenn Berlin bundesweit den höchsten Anteil an Hartz-IV-Empfängern hat (20 Prozent) und Baden-Württemberg den niedrigsten (fünf Prozent).

Die Lebenserwartung hängt also wesentlich von Einkommen, Bildung und Beruf ab. Das ist aber nicht wirklich neu. Seit den Studien von Engels, Virchow und Villermé aus dem 19. Jahrhundert wissen wir, dass wohlhabendere Menschen nicht nur länger, sondern auch gesünder leben. Es gibt viele historische Beispiele, wie gesellschaftliche Verhältnisse in den Körper kommen und Krankheiten verursachen. An Schulen und in manchen Soziologieseminaren wird gerne der Film »Einstweilen wird es Mittag« gezeigt. Er basiert auf der 1933 veröffentlichten Sozialstudie zur Situation von Arbeitslosen in der niederösterreichischen Gemeinde Marienthal: »Die Arbeitslosen von Marienthal«. Nach dem Niedergang der örtlichen Textilindustrie versinkt die Kleinstadt in der Leere des Tagesablaufs. Angesichts der Zukunftslosigkeit machen sich zunehmend Verzweiflung und Passivität breit. Anders als bis dahin angenommen, zeigte die Studie erstmals, dass Arbeitslosigkeit nicht zur aktiven Revolution führt, sondern zu passiver Resignation: Wer an der Gesellschaft erkrankt, tritt den Rückzug ins private Unglück an.[109] Deshalb überschneidet sich die Grenze zwischen Gesundheit und Krankheit mit den Achsen sozialer Ungleichheit. Selbst wenn der Einfluss von Bildung, Einkommen und Berufsstatus statistisch herausgerechnet wird, treten in sozial schwachen Wohngegenden immer noch signifikant mehr Herzerkrankungen auf als in wohlhabenden Vierteln.[110]

Ob Sie Ihr Alter also als Bereicherung oder Last empfinden, war und ist vor allem eine Frage der sozialen Position. Deshalb wachsen die gesundheitlichen Unterschiede gerade bei älteren Menschen am stärksten.[111] Denn die Art und Weise, wie wir in den Jahrzehnten zuvor gearbeitet, gewohnt, gelebt und geschlafen haben, bestimmt wesentlich über unsere Chancen, gesund zu altern. Vor diesem Hintergrund hat der berühmte Mediziner Rudolf Virchow (garantiert gibt es auch in Ihrer Stadt eine Virchowstraße oder einen Virchowplatz) den vielzitierten Ausspruch geprägt: »Die Medizin ist eine soziale Wissenschaft, und die Politik ist nichts weiter als Medizin im Großen.« Dieser 150 Jahre alte Ausspruch hat nicht an Aktualität verloren. Auch noch im Jahr 2018 hängt in Deutschland die weitere Lebenserwartung ab dem Alter von 65 Jahren wesentlich von der Bildung und der Höhe des bisherigen Einkommens statt von der Medizin ab. Bedenklicher ist aber die Entwicklung, dass diese Ungleichverteilung der Lebenszeit wächst. Laut den aktuellsten und bisher umfangreichsten Daten profitierten in den USA zwischen 2001 und 2014 die obersten einkommensstarken fünf Prozent von einem Anstieg der Lebenserwartung um drei Jahre, während die unteren einkommensschwachen fünf Prozent fast keine Lebenszeit gewonnen haben. Insgesamt beträgt die Lücke zwischen dem reichsten und dem ärmsten Prozent der Bevölkerung für Männer durchschnittlich 15 Jahre Lebenserwartung und für Frauen zehn Jahre. In den USA nehmen also nur noch die reichsten Menschen am Anstieg der Lebenserwartung teil, während sich diese für die meisten Menschen nicht verbessert oder sogar sinkt.[112]

Gesundheit und Langlebigkeit sind also nicht ausschließlich eine Frage hochmoderner medizinischer Versorgung. Soziale Ungleichheit, Einkommen, Bildung und Beruf haben einen großen Einfluss auf den Gesundheitszustand und die Lebenszeit.[113] Dabei hängen die süßen Früchte gar nicht so hoch. Allein im Jahr 2003 sind europaweit knapp zwei Millionen Menschen unter 75 Jahren gestorben, von denen rund ein Drittel der Todesfälle vermeidbar gewesen wäre. Wenn also allein der Zugang zu den heute vorhandenen medizinischen Möglichkeiten für jeden gleichermaßen gegeben wäre, dann könnte jährlich rund ein Drittel aller Todesfälle vermieden werden. In ärmeren Ländern mit großer gesundheitlicher Ungleichheit, wie zum Beispiel Rumänien, kann dieser Anteil »vermeidbarer Sterbefälle« sogar bis zu 50 Prozent betragen.

Gesundheit ist also mehr als Medizin. Aber nach wie vor fokussiert sich die moderne Medizin auf spezifische Krankheiten, hochspezialisierte Therapien, biomedizinische Grundlagenforschung, individuelles Gesundheitsverhalten und die persönliche Verantwortung für ein gesundes Altern. Wie ein gesunder Lebensstil aussehen sollte, hat sich inzwischen zwar herumgesprochen (Sport, Obst und Gemüse, Gehirnjogging, Zeit für Freunde und Hobbys senken allesamt das Risiko für chronische Erkrankungen), aber die Frage ist doch: Wer kann sich dieses Leben auch leisten? Wer hat die zeitlichen und finanziellen Ressourcen für solch ein gesundes Leben?

Wir machen es uns zu einfach, die Verantwortung für ein gesundes Altern ausschließlich auf den Einzelnen abzuwälzen. Es ist zynisch, ohnehin benachteiligte Bevölkerungsteile für den eigenen Gesundheitszustand verantwortlich zu machen. »Victim Blaming« heißt dieser Volkssport, immer dem die Schuld zu geben, der am wenigsten etwas daran ändern kann. Dabei ist das individuelle Gesundheitsverhalten oftmals weniger eine Sache des freien Willens als vielmehr eine Konsequenz des eigenen Status und sozialen Umfelds: Die Qualität meiner Gesundheitsentscheidungen ist daher *immer* abhängig von meinen Optionen.[114]

In strukturschwachen Bundesländern wie zum Beispiel

Sachsen-Anhalt wurden schon vor über zehn Jahren Gesundheitsziele ausgerufen, die mehr Bewegung, Nichtrauchen, ausgewogene Ernährung und weniger Alkohol zum gesunden Lebensstil erklärten. Doch angesichts einer durch Arbeitslosigkeit, Armut und Perspektivlosigkeit angespannten sozialen Lage konnte niemand von den Vorteilen eines gesunden Lebensstils überzeugt werden. Jedenfalls sank die Zahl der Herz-Kreislauf-Erkrankungen bisher nicht.

Also wer trägt die Verantwortung für unsere Gesundheit? Der einzelne Mensch oder die Gesellschaft? Die berühmte Philosophin Martha Nussbaum sagt dazu: »Frage niemals zuerst danach, was das Individuum für seine eigene Gesundheit tun kann, sondern immer zuerst danach, was die gesellschaftlichen Institutionen zur Vergrößerung potentiell realisierter individueller Gesundheitsgewinne beitragen könnten bei gleichzeitiger Entscheidungssouveränität der Individuen.«

Aber wie müssen eine Gesellschaft und ein Gesundheitssystem organisiert und strukturiert sein, damit möglichst viele Menschen möglichst viele Lebensjahre bei weitgehender Gesundheit, Selbständigkeit und Lebensqualität erreichen? Die hochspezialisierte biomedizinische Forschung konnte für einzelne Patienten und Krankheitsbilder großartige Verbesserungen erzielen, etwa bei der HIV-Therapie oder der Immun-Reset-Therapie von tödlichen Autoimmunerkrankungen im Endstadium. Aber gleichzeitig nutzen diese Erfolge nur einem kleinen Teil der Gesamtbevölkerung und erhöhen auch nicht automatisch das Wohlbefinden oder die Lebensqualität im Alter. Wenn eine moderne Medizin aber den Anspruch hat, das Wohlbefinden und die Lebensqualität aller zu verbessern, dann muss sie Bedingungen schaffen, die es allen Menschen ermöglichen, gesund zu bleiben. Wie wenig Erfolg wir damit in den letzten Jahrzehnten hatten, zeigt sich besonders deutlich bei Kindern. Trotz medizinisch-technischer Fortschritte und eines bislang ungekannten wirtschaftlichen Wohlstands geht es Kindern mit niedrigem Sozialstatus heute nicht besser, sondern schlechter.[115] Übergewicht, Diabetes, Verhaltensauffälligkeiten und psychische Probleme sind in den letzten Jahrzehnten gestiegen und nicht gesunken. Dieser Widerspruch zwischen mehr gesellschaftlichem Wohlstand und weniger Gesundheit wird als »Paradox der Moderne« bezeichnet. Es entsteht, weil chronische Erkrankungen eben nur bedingt durch individuelle Verhaltensänderungen zu bewältigen sind. Entscheidender ist die Gestaltung gesellschaftlicher Verhältnisse, die den Menschen gesund erhalten. Tatsächlich hängt von der Prävention chronischer Erkrankungen nicht weniger als die Zukunftsfähigkeit unseres Gesundheitssystems ab. Nur: Dieser Herausforderung müssen sich nicht nur Ärzte und Wissenschaftler stellen, sondern wir alle.

Generation »Weniger«

In Deutschland werden die Menschen immer älter und erkranken dabei immer häufiger chronisch. Deshalb müssen wir besser verstehen, ab welchem Zeitpunkt ein Patient von mehr Medizin nicht profitiert, sondern Schaden nimmt. Zurzeit gibt es in unserem Gesundheitssystem alles und davon zuviel. Im Vergleich zu anderen Ländern haben wir mehr Kliniken, mehr Krankenhausbetten, mehr Arztbesuche und mehr Operationen als notwendig. Die aktuelle Situation ist also wenig überraschend: steigende Kosten, bei sehr unterschiedlicher Qualität und unklarem Nutzen. Mehr ist offensichtlich nicht immer besser. Zu viel Medizin kann auch schlechte Medizin bedeuten.

Dass unser Gesundheitssystem grundsätzlich effizient und auch wirksam ist, zeigt sich vor allem in der Notfallmedizin und der Versorgung von akuten Erkrankungen. Trotzdem gibt es im derzeitigen System zu viele Anreize, dort medizinisch aktiv zu werden und zu behandeln, wo es gar nichts zu behandeln gibt. Ökonomisierung, Fallpauschalen, IGeL und Überversorgung sind Stichworte, die diesen Wandel der Medizin beschreiben.[116]

Weil wir eben zu viel Markt im Gesundheitssystem haben, verlieren zurzeit alle: Ärzte werden am Gewinn gemessen, Patienten als Fallpauschale behandelt und Pflegekräfte als Kostenfaktor betrachtet. Für die zunehmende Entfremdung zwischen Leistungsnehmern (den Patienten) und Leistungserbringern (den Ärzten, Therapeuten, Kliniken) gibt es zahlreiche Hinweise. An vielen Stellen sind Misstrauen und Verunsicherung in die Medizin eingezogen. Das ist schade, denn Ärzte wollen ihren Patienten helfen, und Patienten wollen ihrem Arzt vertrauen – es geht also um die richtige Medizin.

Mit unserem Buch wollten wir Ihnen zu der Einsicht verhelfen, dass weniger Medizin oft auch mehr sein. Auf vieles lässt sich verzichten. Auch wenn es sehr schwer ist, das richtige Maß zu finden, gibt es immer mehrere Optionen. Um Nicht-Notwendiges oder Unnötiges zu erkennen, scheint Gesundheitsbildung der entscheidende Faktor zu sein. Besonders bei chronischen Erkrankungen, der größten Krankheitslast heute, ist Bildung die beste Impfung. Weil chronisch Erkrankte im Umgang mit ihren Beschwerden ein hohes Maß an Eigenverantwortung tragen, verschiebt sich die Wirksamkeit der Behandlung vom Arzt zum Patienten. Bei gesunder Lebensweise (das, was jeder kennt, aber kaum einer macht) können die meisten chronischen Erkrankungen bis ins hohe Alter hinausgeschoben oder sogar vermieden werden. Aber der Weg zu *mehr* Eigenverantwortung kann nicht so weit führen, dem Patienten *alle* Verantwortung zu übertragen. Klar, Patienten sollten sich so weit informieren, dass sie ihre Beschwerden einordnen, Behandlungswünsche formulieren und sichere Entscheidungen treffen können.

Aber auch ein informierter Patient ist immer noch ein Mensch, der in seiner Not professionelle Hilfe aufsucht. Wer leidet, möchte vertrauen und nicht googeln. Keine Therapie kann zwar oft eine gute Alternative sein. Nur: Für Laien ist es trotzdem sehr schwierig zu beurteilen, was medizinisch sinnvoll ist und was nicht. Umso wichtiger ist eine vertrauensvolle Atmosphäre im Gespräch mit Ihrem Arzt.

Wir wollten in diesem Buch auch deutlich machen, dass Gesundheit nur zu einem geringen Teil durch Medizin erreichbar ist. Wir haben nicht unendlich viel Zeit für überfüllte Wartezimmer, unnötige Operationen und nicht notwendige Behandlungen. Im Durchschnitt hat unser Leben nur 700.000 Stunden. Statt Patienten im jetzigen System auf einer Odyssee von Arzt zu Arzt mit maximaler Medizin zu überversorgen, müssen wir Qualität, Nutzen und Patientenwünsche zum entscheidenden Kriterium machen. Doch eine Kultur der Qualität und Evidenz gehört noch nicht überall zum Alltag. Die Reformen der letzten Jahre waren mehr oder weniger erfolglose Versuche der Kostenkontrolle. Jetzt müssen die Behandlungsqualität und der Patientennutzen im Mittelpunkt stehen. Auch wenn es gerne heißt, dass alles sei viel zu komplex, viel zu verfahren und viel zu schwierig, haben wir gerade in der Medizin, wo es um Lebensjahre und Lebensqualität geht, die »Pflicht zum Optimismus«. Wegen seiner Größe und Komplexität ist das Gesundheitssystem immer noch ein lernendes System, das sich ständig weiterentwickelt. Grundlegende Reformen sind im Gesundheitssystem zwar so selten, dass sie an einer Hand abgezählt werden können. Außerordentliche Persönlichkeiten (Bismarck), historische Gründe (Zweiter Weltkrieg) und der demographische Wandel waren und sind in der Geschichte der Entwicklung des deutschen Gesundheitssystems die wichtigsten Eckpfeiler, aber ein weiterer Wendepunkt liegt in naher Zukunft. Zu offensichtlich rückt das aktuelle System an seine Belastungsgrenze. Um den Bedürfnissen von Patienten im 21. Jahrhundert gerecht zu werden, wird sich die Medizin daher erneut verändern. Wenn wir aber die beste Medizin für alle wollen, müssen wir uns fragen: Was ist die beste Medizin? Diese Debatte findet im Moment noch nicht statt. Wir brauchen aber einen offenen Dialog darüber, wie wir als Gesellschaft altern wollen und wie viel oder wie wenig Medizin wir dabei brauchen. Das vorliegende Buch könnte der Beginn dieses Dialogs sein. Wir müssen reden ...

Glossar

Behandlungsfehler
Verstoß gegen anerkannte Regeln und Standards der ärztlichen Tätigkeit. Ein Behandlungsfehler kann jede ärztliche Maßnahme betreffen, die nicht nach dem derzeitigen Stand der medizinischen Wissenschaft durchgeführt wird.

Demographischer Wandel
Prozess der Bevölkerungsalterung durch steigende Lebenserwartung und sinkende Geburtenraten.

Fallpauschalen
Pauschale Abrechnung medizinischer Leistungen nach Art der Erkrankung, Schwere der Erkrankung und durchgeführter Behandlung. Vor der Einführung von Fallpauschalen im Jahr 2004 wurden Krankenhausleistungen tageweise abgerechnet.

Fehlversorgung
Medizinische Leistung, bei der ein vermeidbarer Schaden entsteht – kann auch mit Über- oder Unterversorgung einhergehen.

Gesundheitskompetenz

Die Fähigkeit, Entscheidungen zu treffen, die sich positiv auf die eigene Gesundheit auswirken.

Individuelle Gesundheitsleistungen (IGeL)

Medizinische Leistungen, die nicht von der Krankenkasse, sondern aus eigener Tasche bezahlt werden.

Klinische Studie

Wissenschaftliche Untersuchung der Wirksamkeit und Sicherheit von Arzneimitteln, Medizinprodukten oder Therapien.

Lebenserwartung

Anzahl der Lebensjahre, die ein Neugeborenes unter Annahme der gegenwärtigen Sterblichkeitsverhältnisse durchschnittlich lebt. Die Lebenserwartung sagt daher keine garantierte Lebensdauer voraus, sondern spiegelt vielmehr aktuelle Sterbemuster.

Leitlinie

Wissenschaftlich entwickelte Hilfe zur Entscheidungsfindung in speziellen medizinischen Behandlungssituationen.

Multimorbidität

Gleichzeitiges Vorliegen mehrerer Erkrankungen oder Gesundheitsprobleme, Mehrfacherkrankung.

Personalisierte Medizin
Umfassende Berücksichtigung individueller körperlicher und genetischer Merkmale in der medizinischen Behandlung des einzelnen Patienten, um die Wirksamkeit der Therapie zu erhöhen und das Risiko von Nebenwirkungen zu senken.

Priorisierung
Festlegung einer »Rangfolge« für medizinische Leistungen.

Rationalisierung
Effizienterer Einsatz von Ressourcen (Geld, Zeit, Material) zur Erbringung medizinischer Leistungen.

Rationierung
Vorenthaltung medizinisch nützlicher Leistungen (aus Kostengründen, Überlastungsgründen oder Personalgründen).

Screening
Angebote für Untersuchungen zur Früherkennung von Erkrankungen, ohne entsprechende Erkrankungsanzeichen oder Symptome. Ziel eines Screenings ist die frühzeitige Erkennung der Erkrankung zur besseren Behandlung. Aber kein Screening bietet eine 100-prozentige Treffsicherheit zur garantierten Früherkennung und Vorbeugung.

Überversorgung
Medizinische, pflegerische oder therapeutische Maß-

nahme, die dem gegenwärtigen Wissensstand nach nicht zielführend bzw. nutzbringend ist. Zur Definition und Messung von Überversorgung besteht jedoch große Uneinigkeit.

Unterversorgung
Unterlassene oder zu selten durchgeführte medizinische, pflegerische oder therapeutische Maßnahme, deren Nutzen wissenschaftlich belegt ist.

Versorgungsforschung
Untersucht die konkrete medizinische Versorgung in Krankenhäusern, Arztpraxen und anderen Einrichtungen des Gesundheitssystems. Dabei geht es nicht um künstliche Laborbedingungen, sondern um die Wirksamkeit auf der »letzten Meile«, also den Versorgungsstrukturen und -prozessen zwischen Arzt und Patient.

Für Ihre Notizen

Literatur

1. Christensen K, et al. Physical and cognitive functioning of people older than 90 years: a comparison of two Danish cohorts born 10 years apart. Lancet. 2013; 382: 1507 – 1513.
2. Statistisches Bundesamt. Statistisches Jahrbuch. Kapitel 4 Gesundheit. 2015.
3. van Eimeren F. ARD ZDF Onlinestudie. Media Perspektiven. 2012: 362 – 379.
4. Tinetti ME, et al. The end of the disease era. The American journal of medicine. 2004; 116: 179 – 185.
5. Engel GL. The need for a new medical model: a challenge for biomedicine. Science. 1977; 196: 129 – 136.
6. H. Albisser Schleger, et al. »Futility« – Übertherapie am Lebensende? Gründe für ausbleibende Therapiebegrenzung in Geriatrie und Intensivmedizin. Palliativmedizin. 2008; 9: 67 – 75.
7. Frick S, et al. Medical futility: predicting outcome of intensive care unit patients by nurses and doctors – a prospective comparative study. Critical care medicine. 2003; 31: 456 – 461.
8. Statistisches Bundesamt. Datenreport 2016. Ein Sozialbericht für die Bundesrepublik Deutschland. 2016.
9. Donovan JL, et al. Patient-reported outcomes after monitoring, surgery, or radiotherapy for prostate cancer. N Engl J Med. 2016; 375: 1425 – 1437.
10. Hamdy FC, et al. 10-Year outcomes after monitoring, surgery,

or radiotherapy for localized prostate cancer. N Engl J Med. 2016; 375: 1415 – 1424.

11. Ticona L, et al. Extreme home makeover – the role of intensive home health care. N Engl J Med. 2016; 375: 1707 – 1709.

12. Shepperd S, et al. Admission avoidance hospital at home. Cochrane database of systematic reviews. 2016; 9: CD0074 91.

13. Caplan GA, et al. A meta-analysis of »hospital in the home«. The Medical journal of Australia. 2012; 197: 512 – 519.

14. Forsa. Angst vor Krankenhausaufenthalten. Auftraggeber HanseMerkur, Hamburg. 2009.

15. Makary MA, et al. Medical error – the third leading cause of death in the US. BMJ. 2016; 353 :i2139.

16. Vaccarella S, et al. Worldwide thyroid-cancer epidemic? the increasing impact of overdiagnosis. N Engl J Med. 2016; 375: 614 – 617.

17. Ahn HS, et al. Korea's thyroid-cancer »epidemic«- screening and overdiagnosis. N Engl J Med. 2014;371:1765 – 1767.

18. Narod SA, et al. Breast cancer mortality after a diagnosis of ductal carcinoma in situ. JAMA Oncology. 2015; 1: 888 – 896.

19. Saquib N, et al. Does screening for disease save lives in asymptomatic adults? Systematic review of meta-analyses and randomized trials. International journal of epidemiology. 2015; 44: 264 – 277.

20. Bundesärztekammer und Kassenärztliche Bundesvereinigung. Selbst zahlen? Ein Ratgeber zu Individuellen Gesundheitsleistungen (IGeL) für Patientinnen und Patienten sowie Ärztinnen und Ärzte. 2015. 2. Auflage.

21. Moynihan R, et al. Selling sickness: the pharmaceutical industry and disease mongering. BMJ. 2002; 324: 886 – 891.

22. Crawford R. Healthism and the medicalization of everyday

life. International journal of health services. 1980; 10: 365 – 388.

23. Shahraz S, et al. prediabetes risk in adult americans according to a risk test. JAMA Intern Med. 2016; 176: 1861 – 1863.

24. Mühlhauser I, et al. [Surrogate end point fallacies – the urge for randomized trials with clinical endpoints]. Psychotherapie, Psychosomatik, medizinische Psychologie. 2006; 56: 193–201.

25. Gerd Glaeske, Das Dilemma zwischen Wirksamkeit nach AMG und patientenorientiertem Nutzen. Dtsch Arztebl Int 2012; 109(7): 115 – 116.

26. Jarvinen TL. Labelling people as ›High Risk‹: A tyranny of eminence? British journal of sports medicine. 2016; 50: 77 – 78.

27. Martyn C. Risky business: doctors' understanding of statistics. BMJ. 2014; 349: g5619.

28. NCD RiskFactorCollaboration. Trends in adult body-mass index in 200 countries from 1975 to 2014. Lancet. 2016; 387: 1377 – 1396.

29. Lenz M, et al. The morbidity and mortality associated with overweight and obesity in adulthood: a systematic review. Deutsches Ärzteblatt International. 2009; 106: 641 – 648.

30. Flegal KM, et al. Excess deaths associated with underweight, overweight, and obesity. JAMA. 2005; 293: 1861 – 1867.

31. Saltiel AR. New therapeutic approaches for the treatment of obesity. Science translational medicine. 2016; 8: 323rv322.

32. Swinburn BA, et al. The global obesity pandemic: shaped by global drivers and local environments. Lancet. 2011; 378: 804 – 814.

33. https://www.dimdi.de.

34. Sussman JB, et al. Rates of deintensification of blood pressure and glycemic medication treatment based on levels of control and life expectancy in older patients with diabetes mellitus. JAMA Intern Med. 2015; 175: 1942 – 1949.

35. Van Spall HG, et al. Eligibility criteria of randomized controlled trials published in high-impact general medical journals: a systematic sampling review. JAMA. 2007; 297: 1233 – 1240.

36. van den Bussche H, et al. Overutilization of ambulatory medical care in the elderly German population? BMC health services research. 2016; 16: 129.

37. Scheidt-Nave C, et al. [Challenges to health research for aging populations using the example of »multimorbidity«]. Bundesgesundheitsblatt, Gesundheitsforschung, Gesundheitsschutz. 2010; 53: 441 – 450.

38. Budnitz DS, et al. Emergency hospitalizations for adverse drug events in older Americans. N Engl J Med. 2011; 365: 2002 – 2012.

39. http://www.aps-ev.de. Tipps für eine sichere Arzneimitteltherapie.

40. Holt S, et al. Potentially inappropriate medications in the elderly: the PRISCUS list. Deutsches Ärzteblatt International. 2010; 107: 543 – 551.

41. Avenell A, et al. Vitamin D and vitamin D analogues for preventing fractures in post-menopausal women and older men. Cochrane database of systematic reviews. 2014:CD000227.

42. Bjelakovic G, et al. Antioxidant supplements for prevention of mortality in healthy participants and patients with various diseases. Cochrane database of systematic reviews. 2012: CD007176.

43. Mursu J, et al. Dietary supplements and mortality rate in older women: the Iowa Women's Health Study. Archives of internal medicine. 2011; 171: 1625 – 1633.

44. Bjelakovic G, et al. Mortality in randomized trials of antioxidant supplements for primary and secondary prevention: systematic review and meta-analysis. JAMA. 2007; 297: 842 – 857.

45. Morden NE, et al. Choosing wisely – the politics and econo-

mics of labeling low-value services. N Engl J Med. 2014; 370: 589 – 592.

46. Derdeyn CP, et al. Aggressive medical treatment with or without stenting in high-risk patients with intracranial artery stenosis (SAMMPRIS). Lancet. 2014; 383: 333 – 341.

47. Hasenfuß 2016.

48. Ryan AM, et al. Long-term evidence for the effect of pay-for-performance in primary care on mortality in the UK. Lancet. 2016; 388: 268 – 274.

49. Evans DG, et al. The Angelina Jolie effect: how high celebrity profile can have a major impact on provision of cancer related services. Breast cancer research. 2014; 16: 442.

50. Khoury MJ, et al. Will precision medicine improve population health? JAMA. 2016; 316: 1357 – 1358.

51. Hollands GJ, et al. The impact of communicating genetic risks of disease on risk-reducing health behaviour: systematic review with meta-analysis. BMJ. 2016; 352: i1102.

52. Cardoso F, et al. 70-Gene signature as an aid to treatment decisions in early-stage breast cancer. N Engl J Med. 2016; 375: 717 – 729.

53. Lichtenstein P, et al. Environmental and heritable factors in the causation of cancer – analyses of cohorts of twins from Sweden, Denmark, and Finland. N Engl J Med. 2000; 343: 78 – 85.

54. Rappaport SM, et al. Epidemiology. Environment and disease risks. Science. 2010; 330: 460 – 461.

55. Khera AV, et al. Genetic risk, adherence to a healthy lifestyle, and coronary disease. N Engl J Med. 2016; 375: 2349 – 2358.

56. Kavalieratos D, et al. Association between palliative care and patient and caregiver outcomes: A systematic review and meta-analysis. JAMA. 2016; 316: 2104 – 2114.

57. Temel JS, et al. Early palliative care for patients with metas-

tatic non-small-cell lung cancer. N Engl J Med. 2010; 363: 733 – 742.

58. Bertelsmann Stiftung. Faktencheck Gesundheit. 2015.

59. Chochinov HM, et al. Dignity and distress towards the end of life across four non-cancer populations. PloS One. 2016; 11: e0147607.

60. Steinhauser KE, et al. Comparing three life-limiting diseases: does diagnosis matter or is sick, sick? Journal of pain and symptom management. 2011; 42: 331 – 341.

61. Schaeffer, Doris; Berens, Eva-Maria; Vogt, Dominique. Gesundheitskompetenz der Bevölkerung in Deutschland – Ergebnisse einer repräsentativen Befragung. Arztebl Int 2017; 114(4): 53 – 60.60.

62. World Health Organization. Adherence to long-term therapies: evidence for action. http://www.who.int/chp/knowledge/publications/adherence_report/en/. 2003.

63. Freyer J, et al. Entlassungsmedikation – Was weiß der Patient bei Entlassung über seine Arzneimittel? Dtsch med Wochenschr. 2016; 141: e150-e156.

64. [Good practice guidelines for health information]. Zeitschrift für Evidenz, Fortbildung und Qualität im Gesundheitswesen. 2016; 110 – 111: 85 – 92.

65. TNS Emnid. Wissenschaft im Dialog. 2016.

66. Techniker Krankenkasse. Innovationsreporte 2013 – 2016. 2016.

67. Gillum LA, et al. NIH disease funding levels and burden of disease. PloS One. 2011; 6: e16837.

68. Hasenfuß G, et al. Initiative »Klug entscheiden«: Gegen Unter- und Überversorgung. Dtsch Arztebl. 2016; 113: A-600/B-506/C-502.

69. Ioannidis JP. Why most published research findings are false. PLoS Medicine. 2005; 2: e124.

70. Ioannidis JP. The mass production of redundant, misleading,

and conflicted systematic reviews and meta-analyses. The Milbank quarterly. 2016; 94: 485 – 514.

71. Ioannidis JP. Why most clinical research is not useful. PLoS Medicine. 2016; 13: e1002049.

72. Hasenfuß G, et al. Initiative »Klug entscheiden«: Gegen Unter- und Überversorgung. Dtsch Arztebl. 2016; 113: A-600/ B-506/C-502.

73. Timmermans S, et al. The promises and pitfalls of evidence-based medicine. Health Aff. 2005; 24: 18 – 28.

74. Smith GC, et al. Parachute use to prevent death and major trauma related to gravitational challenge: systematic review of randomised controlled trials. BMJ. 2003; 327: 1459 – 1461.

75. Sackett DL, et al. Evidence based medicine: what it is and what it isn't. BMJ. 1996; 312: 71 – 72.

76. Wainwright J, et al. An analysis of methods of toothbrushing recommended by dental associations, toothpaste and tooth-brush companies and in dental texts. British dental journal. 2014; 217: E5.

77. Macleod MR, et al. Biomedical research: increasing value, reducing waste. Lancet. 2014; 383: 101 – 104.

78. Joyner MJ, et al. What happens when underperforming big ideas in research become entrenched? JAMA. 2016; 316: 1355 – 1356.

79. Yao L, et al. Health ROI as a measure of misalignment of biomedical needs and resources. Nature biotechnology. 2015; 33: 807 – 811.

80. Ioannidis JP. How to make more published research true. PLoS Medicine. 2014; 11: e1001747.

81. Block L, et al. In the wake of the 2003 and 2011 duty hours regulations, how do internal medicine interns spend their time? J Gen Intern Med. 2013; 28: 1042 – 1047.

82. Czernik Z, et al. A piece of mind. Time at the bedside. JAMA. 2016; 315: 2399 – 2400.

83. Parenti C, et al. Are things different in the light of day? A time study of internal medicine house staff days. The American journal of medicine. 1993; 94: 654–658.

84. Lurie N, et al. How do house officers spend their nights? A time study of internal medicine house staff on call. N Engl J Med. 1989; 320: 1673–1677.

85. Frankel R, et al. Effects of exam-room computing on clinician-patient communication: a longitudinal qualitative study. J Gen Intern Med. 2005; 20: 677–682.

86. Chin SO, et al. Successful weight reduction and maintenance by using a smartphone application in those with overweight and obesity. Scientific reports. 2016; 6: 34563.

87. de Jongh T, et al. Mobile phone messaging for facilitating self-management of long-term illnesses. Cochrane database of systematic reviews. 2012; 12: CD007459.

88. Vodopivec-Jamsek V, et al. Mobile phone messaging for preventive health care. Cochrane database of systematic reviews. 2012; 12: CD007457.

89. Jakicic JM, et al. Effect of wearable technology combined with a lifestyle intervention on long-term weight loss: The IDEA Randomized Clinical Trial. JAMA. 2016; 316: 1161–1171.

90. Gulshan V, et al. Development and validation of a deep learning algorithm for detection of diabetic retinopathy in retinal fundus photographs. JAMA. 2016; 316: 2402–2410.

91. Esteva A et al. Dermatologist-Level Classification of Skin Cancer With Deep Neural Networks. Nature 542 (7639), 115–118.

92. Weng SF et al. Can machine-learning improve cardiovascular risk prediction using routine clinical data? PLoS One. 2017 Apr 4; 12 (4): e0174944.

93. Nationale Akademie der Wissenschaften Leopoldina. Zum Verhältnis von Medizin und Ökonomie im deutschen Gesundheitssystem. 2016.

94. Reiss-Brennan B, et al. Association of integrated team-based care with health care quality, utilization, and cost. JAMA. 2016; 316: 826 – 834.

95. Bertelsmann Stiftung. Spotlight Gesundheit – Krankenhausstruktur. 2016.

96. Luft HS, et al. Should operations be regionalized? The empirical relation between surgical volume and mortality. N Engl J Med. 1979; 301: 1364 – 1369.

97. Manary MP, et al. The patient experience and health outcomes. N Engl J Med. 2013; 368: 201 – 203.

98. Tallon D, et al. Relation between agendas of the research community and the research consumer. Lancet. 2000; 355: 2037 – 2040.

99. Washington AE, et al. The patient-centered outcomes research institute – promoting better information, decisions, and health. N Engl J Med. 2011; 365: e31.

100. Fenton JJ, et al. The cost of satisfaction: a national study of patient satisfaction, health care utilization, expenditures, and mortality. Archives of internal medicine. 2012; 172: 405 – 411.

101. Liu B, et al. Does happiness itself directly affect mortality? The prospective UK Million Women Study. Lancet. 2016; 387: 874 – 881.

102. Calman KC. Quality of life in cancer patients – an hypothesis. Journal of medical ethics. 1984; 10: 124 – 127.

103. Schneiderman LJ, et al. Effect of ethics consultations on nonbeneficial life-sustaining treatments in the intensive care setting: a randomized controlled trial. JAMA. 2003; 290: 1166 – 1172.

104. Bernburg M, et al. Physicians' occupational stress, depressive symptoms and work ability in relation to their working environment. BMJ open. 2016; 6: e011369.

105. Mata DA, et al. Prevalence of depression and depressive

symptoms among resident physicians: A systematic review and meta-analysis. JAMA. 2015; 314: 2373 – 2383.

106. Valtorta NK, et al. Loneliness and social isolation as risk factors for coronary heart disease and stroke: systematic review and meta-analysis of longitudinal observational studies. Heart. 2016; 102: 1009 – 1016.

107. Holt-Lunstad J, et al. Social relationships and mortality risk: a meta-analytic review. PLoS Medicine. 2010; 7: e1000316.

108. Holt-Lunstad J, et al. Loneliness and social isolation as risk factors for CVD: implications for evidence-based patient care and scientific inquiry. Heart. 2016; 102: 987 – 989.

109. Kroll LE, et al. Unemployment, social support and health problems: results of the GEDA study in Germany, 2009. Deutsches Ärzteblatt International. 2011; 108: 47 – 52.

110. Diez Roux AV, et al. Neighborhood of residence and incidence of coronary heart disease. N Engl J Med. 2001; 345: 99 – 106.

111. Marmot M, et al. WHO European review of social determinants of health and the health divide. Lancet. 2012; 380: 1011 – 1029.

112. Chetty R, et al. The association between income and life expectancy in the United States, 2001 – 2014. JAMA. 2016; 315: 1750 – 1766.

113. Lampert T, et al. [Socioeconomic status and health: results of the German Health Interview and Examination Survey for Adults (DEGS1)]. Bundesgesundheitsblatt, Gesundheitsforschung, Gesundheitsschutz. 2013; 56: 814 – 821.

114. Ferrer RL, et al. Measuring capability for healthy diet and physical activity. Annals of family medicine. 2014; 12: 46 – 56.

115. Lampert T, et al. Sozialer Status und Gesundheit von Kindern und Jugendlichen. Dtsch Arztebl. 2007; 104: A 2944 – 2949.

116. Maio G. Gesundheitswesen: Ärztliche Hilfe als Geschäfts-
modell? Dtsch Arztebl. 2012; 109: A-804/B-696/C-692.

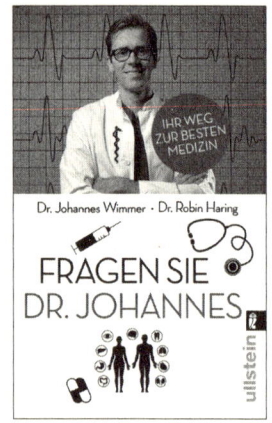
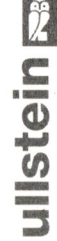